Geneviève Bessette

Massage pour le couple L'art du toucher

Geneviève Bessette

Massage pour le couple L'art du toucher

Plus de 120 photos pour vous guider

Éditions Vie

Imprint
Any brand names and product names mentioned in this book are subject to trademark, brand or patent protection and are trademarks or registered trademarks of their respective holders. The use of brand names, product names, common names, trade names, product descriptions etc. even without a particular marking in this work is in no way to be construed to mean that such names may be regarded as unrestricted in respect of trademark and brand protection legislation and could thus be used by anyone.

Cover image: www.ingimage.com

Publisher:
Éditions Vie
is a trademark of
Dodo Books Indian Ocean Ltd. and OmniScriptum S.R.L publishing group

120 High Road, East Finchley, London, N2 9ED, United Kingdom
Str. Armeneasca 28/1, office 1, Chisinau MD-2012, Republic of Moldova, Europe
Managing Directors: Ieva Konstantinova, Victoria Ursu
info@omniscriptum.com

Printed at: see last page
ISBN: 978-613-9-58881-7

Bienvenue dans le merveilleux monde du massage!

Que cet apprentissage soit le plus bénéfique

pour vous 2.

Table des matières

L'art du toucher ou le chocolat

Il existe des gens qui n'aiment pas le contact physique pour plusieurs raisons : enfance traumatisante ou une mauvaise conscience corporelle. Alors, le massage ne sera pas adéquat dans ce cas et il ne faut pas les forcer. Ils devront faire leur propre apprentissage en réapprenant à ce toucher eux-mêmes en premier. Choisiront-ils le chocolat pour recréer cet effet de bien-être? Aujourd'hui, on sait que la théobromine et la phényléthylamine qu'il contient déclenche la sécrétion d'endorphine, l'hormone du bien-être. Il a aussi des propriétés d'anti-déprime et d'anti-fatigue et surtout en ce qui concerne le chocolat noir. C'est bon pour le moral et pour le corps. En attendant de recevoir un massage…

Et ce qui en est des caresses? Le toucher est un besoin et les enfants en ont besoin pour se développer. Tout ne s'arrête pas à la vie adulte. Voici une phrase qui dit tout: « L'être humain a donc besoin de l'autre pour prendre conscience de lui-même; et par là, il gagne la conscience de la relation.» (http://www.lecorpsdutoucher.com/articles/toucher.shtml) Nous communiquons avec le monde extérieur avec le toucher en plus de permettre d'évoluer dans notre entièreté. Rappelez-vous combien il était réconfortant de recevoir une caresse avant d'aller au lit quand nous étions enfant. Le toucher réduit l'angoisse et augmente le système immunitaire et le sentiment de sécurité de même la sensation de reprendre son espace vital. La massothérapie contribue beaucoup à cette réappropriation de son corps par le toucher et de calmer le système nerveux par la sécrétion d'endorphines encore plus que de traiter des douleurs musculaires. Il est certain que lorsque nous n'avons pas mal, tout se passe pour le mieux.

Le toucher, est aussi une question de communiquer. Ce geste sans mot, équivaut à des « je t'aime » et des « tu comptes pour moi » non-dits au sein d'un couple ou entre amis. Le temps de quelques secondes, un message réconfortant passe.

Avec ma pratique, j'ai découvert que les gens venaient pour soulager leurs douleurs musculaires suite à des accidents, des blessures, des mouvements répétitifs, une mauvaise posture mais aussi pour un manque affectif comme se sentir apprécier même s'ils sont en couple. Les raisons sont multiples comme le besoin de réconfort, qu'ils sont quelqu'un et apprécier par l'être aimé. Pourquoi? Soit qu'ils ne prennent pas le temps pour ces attentions, qu'ils ne savent pas comment se toucher à cause des passés douloureux, qu'ils ne savent pas soulager leur partenaire quand ils ont mal, qu'ils prennent leur couple pour acquis après 20 ans de vie commune, qu'ils sont devenus plus des amis puisqu'ils ont évolué différemment et plusieurs autres raisons qui peuvent m'échapper. Pourtant, le toucher a des bienfaits autant physiques, émotionnels et mentaux. Aujourd'hui, les compagnies pharmaceutiques comblent nos besoins quand nous avons mal ou nous avons un mal-être comme la dépression ou l'anxiété. Au fond, notre véritable raison ne serait pas un manque de toucher et d'attention?

Je suis diplômée en massothérapie en massage suédois (traditionnel sur table) depuis 2003 de l'Institut Guijek à Montréal. J'ai choisis cette école parce qu'elle a une vision de l'être humain dans son ensemble au point de vue physique et émotif. « Sachant que tout ce qui ne s'exprime pas s'imprime, il est souhaitable de favoriser l'expression au-delà de l'émotion, ou du retentissement. Cette pratique permettra d'éviter quelques somations, du stress et de l'angoisse. » (Oser travailler heureux : entre prendre et donner-

Jacques Salomé). Je me suis spécialisée en massage suédois thérapeutique entre 2004 et 2007 et en massage yoga thaïlandais à l'école Lotus Palm à Montréal entre 2015 et 2017. Je peux dire que la massothérapie a sauvé ma vie. Mon enfance jusqu'à ma vie de jeune adulte, ma vie a été parsemée de violence de toute sorte où mon corps et mon mental ont été lieu de crime. Avec ces années de formation académiques autant théorique avec les cours de biologie et de relations d'aide de même que les pratiques en donnant et recevant des massages, j'ai apprivoisé mon corps à la douceur et la non-douleur ainsi à un nouvel apprentissage de ma conscience corporelle comme la détresse, la douleur et son espace.

La massothérapie a un effet sur l'image corporelle. Cette dernière est sensible à nos expériences psychologiques avec notre corps et les femmes sont plus affectées que les hommes. Il est certain que les maladies changent la perception de notre corps ainsi que les troubles alimentaires. La massothérapie amènera la personne à ressentir les sensations dans son corps comme le chaud, le froid, les tensions musculaires ainsi que les réponses du corps comme la digestion et la douleur. Alors, il y a une question à se poser : Si tu n'aimes pas la représentation de ton corps, comment peux-tu vivre pleinement ta sexualité?

C'est pour cela que j'ai créé l'atelier Massage pour le couple. En premier lieu, quelques personnes me demandaient comment masser telle ou telle partie chez leur conjoint(e) afin de les soulager en attendant leur rendez-vous en massothérapie ou encore lui offrir un massage de base afin de séduire ou reconquérir leur partenaire. Je leur donnais des trucs ici et là jusqu'à que je dresse une liste de manœuvres accessibles aux personnes débutantes tout en soulageant sommairement leurs tensions du moment. L'impact de ce cours a été plus grand que j'avais prédit : au fur et à mesure que le cours se déroulait, les manœuvres devenaient remplies de tendresse et leurs yeux avaient retrouvés leurs étincelles amoureuses. Je n'enseignais pas juste des techniques mais une redécouverte de l'autre, une situation que je ne pouvais pas imaginer puisque ma pratique professionnelle est « moins personnelle ».

Donc, le massage influence positivement notre perception du corps ainsi que sa conscience corporelle, musculaire et énergétique par les sensations de bien-être du massage. Pour raviver la flamme dans votre couple ou la maintenir s'il est en santé, ce livre vous guidera dans votre massage de 60 minutes de la tête aux pieds. Il sera divisé en segments afin que vous puissiez l'utiliser pour les besoins du moment. Le massage soulagera les tensions corporelles et détendra le partenaire en effectuant des manœuvres professionnelles pour débutants et quelques mouvements plus avancés.

Bonne découverte!

Préparation pour votre massage

Les techniques peuvent être faites sur une table à massage ou sur un lit. Si vous êtes sur ce dernier, je vous conseille de faire le massage par segments afin de ménager votre posture. Il sera nécessaire de faire quelques pauses pour vous étirez et de maintenir le dos le plus droit possible et une bonne contraction abdominale. Si vous possédez d'une table à massage, réglez la hauteur de celle-ci de manière qu'elle soit sous votre poing lorsque vous êtes en position debout à ses côtés. De cette façon, vous allez diminuer les chances de vous blessez au dos. Vous devez avoir deux serviettes à main et une serviette de douche pour les transformer en coussins pour le confort durant le massage.

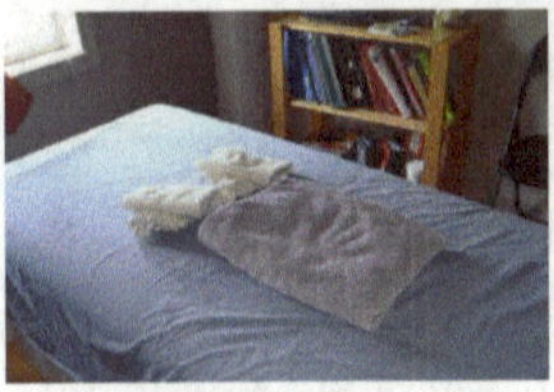

Fig 1: Serviettes nécessaires

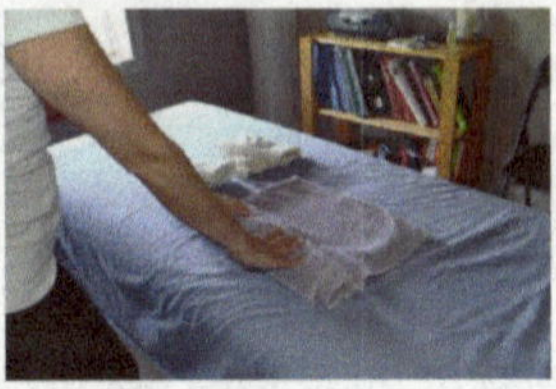

Fig 2 : Rouler la grande serviette

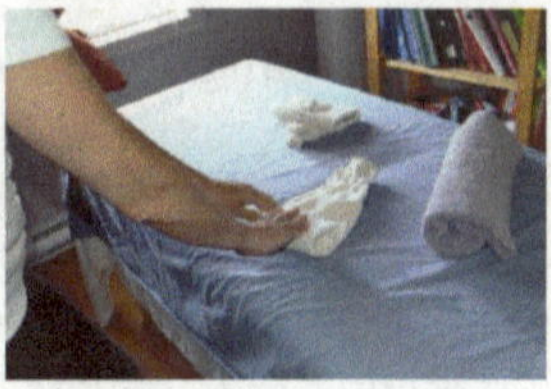

Fig 3 : Rouler les petites serviettes

Pour l'huile à massage, je recommande l'huile comestible Shunga (www.Shunga.com) et qui est sans danger pour l'après-massage (Et oui! On va se parler de vraies choses). Il existe plus saveurs et c'est à vous de choisir. Vous pouvez vous les procurez en ligne ou dans toutes les boutiques érotiques.

L'ambiance… Sortez vos chandelles, votre douillette, des fleurs, de la musique que votre partenaire qui détendra votre partenaire (ce n'est pas tout le monde qui aime les bruits d'oiseaux ou la musique classique), tamisez les lumières, fermer vos cellulaires et respirez.

On me demande souvent « est-ce que tu ressens la tension? » Biensûr! Un muscle est naturellement souple et le plus beau exemple et de regarder un bébé. Au fil du temps et des années d'accumulation de blessures, de mouvements répétitifs et d'émotions refoulés, notre posture compense et se modifie. Un sportif aura une jambe ou un bras plus dominant que l'autre donc, plus musclé et plus tendu que l'autre. Le tissu musculaire sera plus dense, il y aura des petites « cordes de violon » ou des points douloureux. Les techniques que je vous démontre aideront à assouplir ces muscles pour les aider à mieux se contracter, augmenter l'amplitude du mouvement et apporter plus d'oxygène puisque ces cellules en ont besoin pour jouer leur rôle. En diminuant la douleur, vous augmenterez votre énergie et le plaisir de bouger.

Comme je l'ai mentionné plus haut, le livre est divisé en sections : le dos, les jambes, les bras et la section pour la poitrine, le cou et la tête. Ça sera plus facile pour y référer. Je vous démonterai comment faire les manœuvres sans avoir mal aux mains, avoir une posture pour masser avec le moins d'effort et un mot sur la pression parce que ce n'est pas nécessaire de faire mal pour être efficace.

Êtes-vous prêts? Alors go, on commence!

Les manœuvres de base

* Effleurage

C'est la première étape en massage. Il nous permet de prendre contact avec le corps, déceler les tensions musculaires, de réchauffer la musculature et aussi, appliquer l'huile. Cette manœuvre est douce et calmante et elle se fait avec une main molle et pleine, doigts détendus. La main glissera sur le corps comme une douce caresse. Le nombre idéal de passages est de 3. L'effleurage sert aussi de manœuvre de liaison entre 2 segments et dans ce cas, elle peut être faite une seule fois. Figure 4

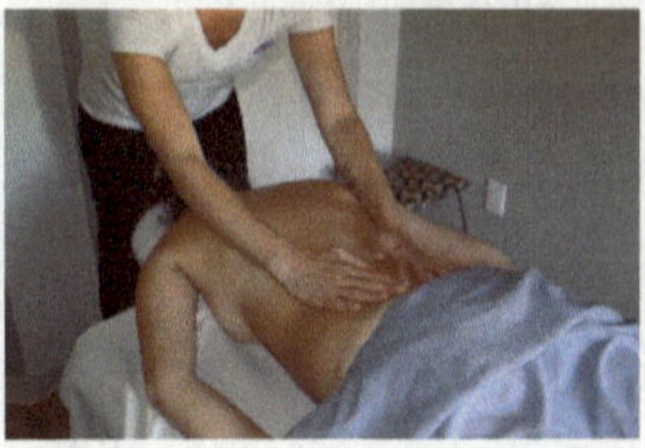

* Pétrissage

Cette technique permet de décoller les muscles des os et les différents plans tissulaires du corps entre eux pour relâcher les raideurs. La technique utilisée dépendra du muscle à travailler. On peut effectuer cette manœuvre tant qu'on ressent de la tension mais ici, on se limitera à 2 - 3 allers-retours.

- Standard : On peut prendre le muscle, le soulever et le tordre dans les deux directions opposées; Figure 5

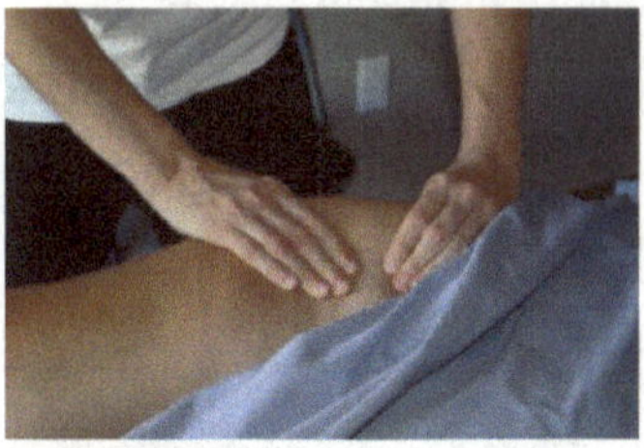

- En cuillère : Prendre le muscle avec le pouce et les autres doigts à une extrémité. À l'aide d'un mouvement du poignet, on le masse dans le sens de la longueur.
Figure 6

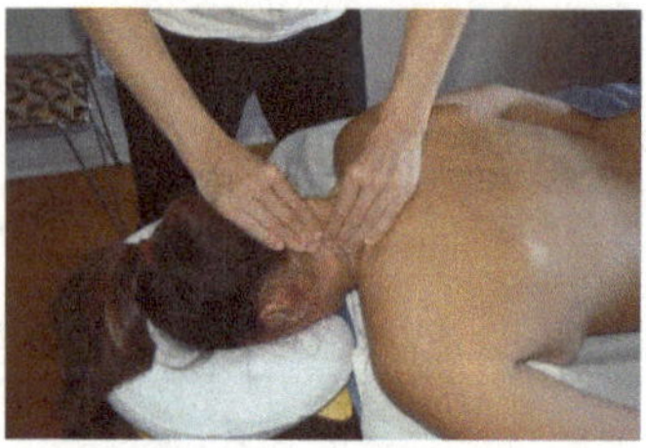

* Pressions glissées :

Cette manœuvre est une pression dans le sens du muscle pour l'aider à s'étirer et se relâcher. Elle n'a pas besoin d'être forte mais plutôt lente et précise pour avoir un effet plus intense. Elle peut se faire avec une main pleine, le bout des doigts, les poings ou avec les pouces. On peut utiliser cette technique au moins 3 fois de suite.
Figure 7

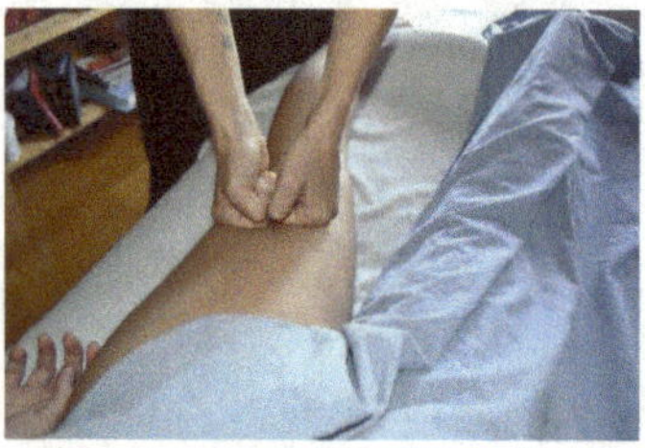

* Frictions

Son but est de défaire les tensions dans les fibres musculaires en les agitant dans tous les sens. Cette manœuvre est illimitée dans la durée. Les mouvements sont circulaires, fixes, vers l'avant ou alternées. Figure 8

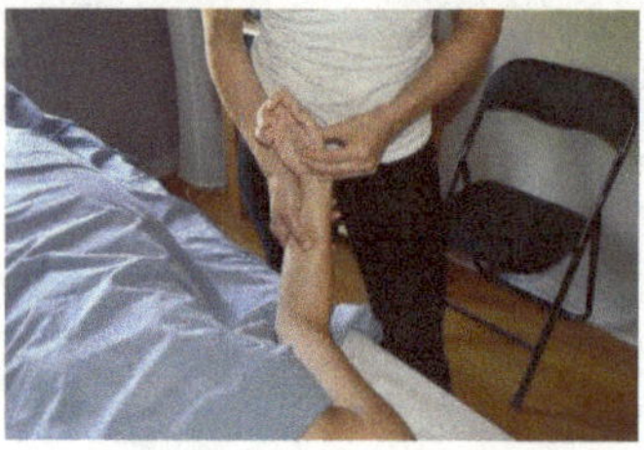

* Drainage

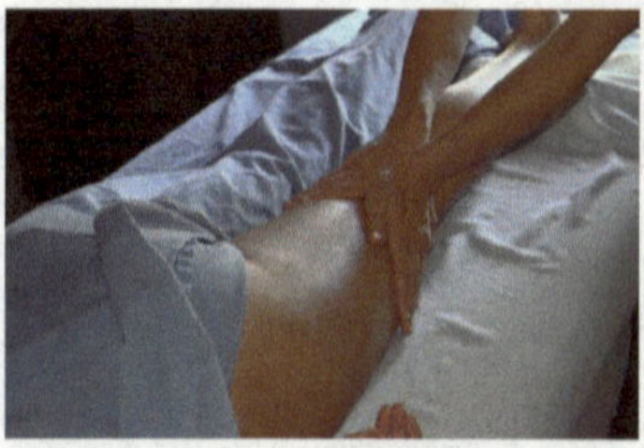

Après avoir travaillé un segment, il est nécessaire de drainer les toxines libérées par les muscles tendus. Cette manœuvre n'est qu'une pression glissée qui enveloppe un segment travaillé On peut la reprendre 3 fois de suite.

Figure 9

La base est installée, entrons dans le vif du sujet!

Séquence pour un massage de 60 minutes

Massage de la face postérieure du corps

Demandez à votre partenaire de s'installer sur le ventre avec les bras le long du corps. La personne pourra les placer près de sa tête après le massage des épaules. Mettez des coussins pour ajuster sa position plus confortablement sous ses épaules et ses pieds.

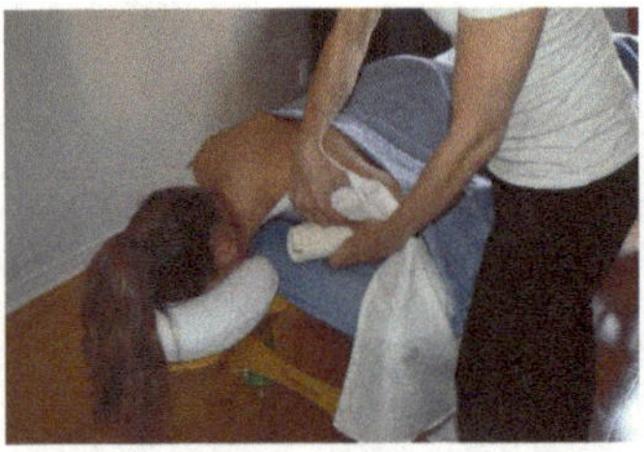

Fig 10 : Petites serviettes

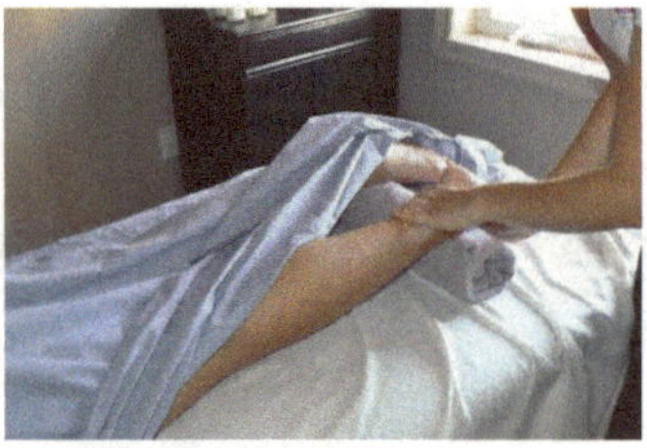

Fig 11 : Grande serviette

Partie 1 : Massage pour le dos

- Effleurage général du dos

Mettez un peu d'huile dans le creux de votre main et appliquer la à partir des épaules, près du centre du dos et ce, jusqu'au creux du dos en revenant par les côtés. Faites le même trajet en rajoutant de l'huile au besoin encore 3 fois. (Figures 12, 13, 14)

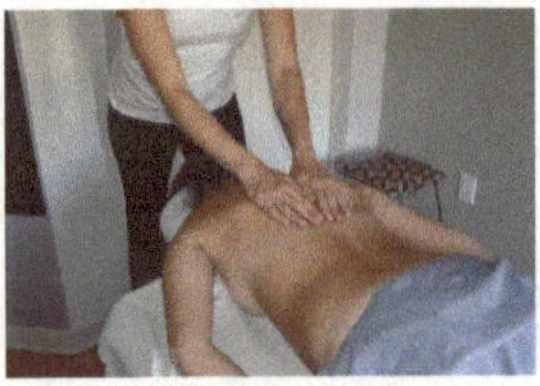

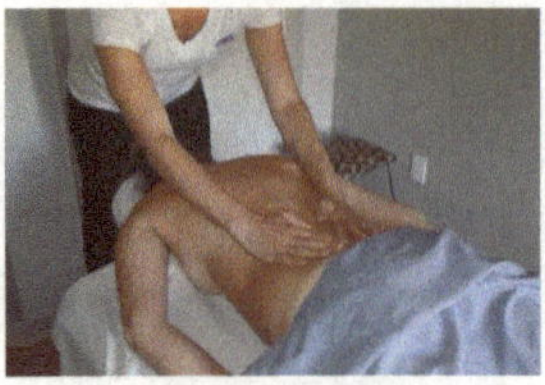

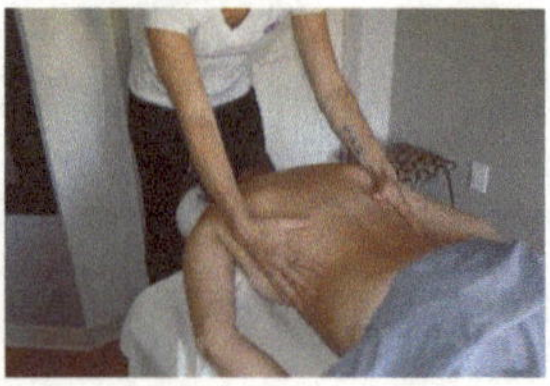

- Effleurage d'un côté en 8

Placez-vous du côté opposé de la zone à masser et posez les mains près de la hanche. Remontez vers l'épaule et revenez vers la hanche. Ceci permet de réchauffer plus spécifiquement le côté que nous allons travailler en premier. (Figures 15, 16, 17)

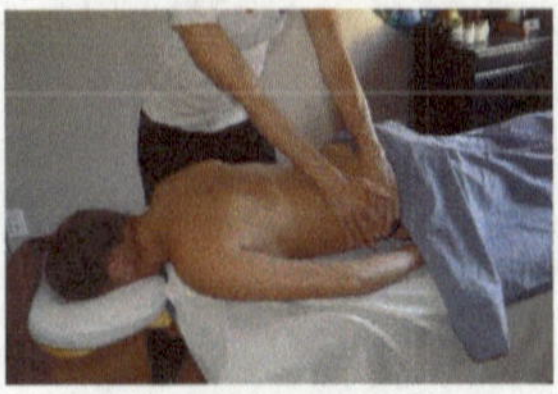
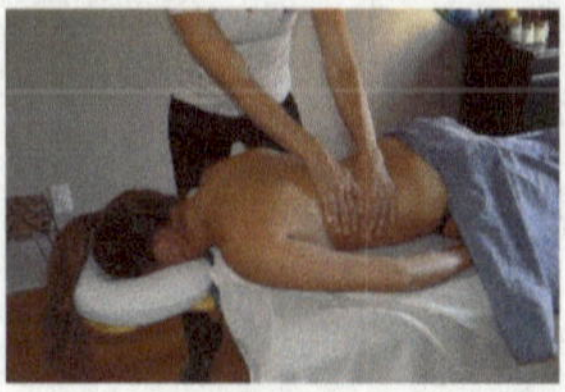
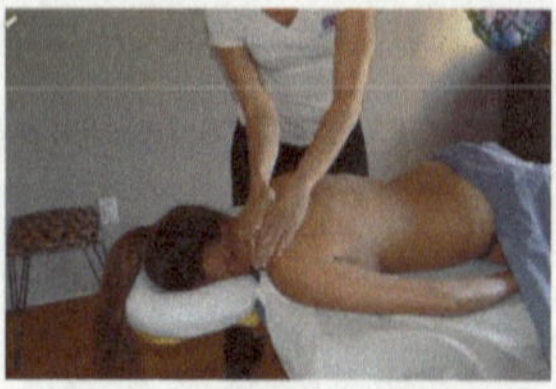

- Effleurage spécifique de l'épaule

Tout en restant du même côté, commencez par effleurer le trapèze supérieur à 3 reprises dans le sens des fibres, ensuite le trapèze moyen et pour finir, le trapèze inférieur. (Figures 18, 19, 20)

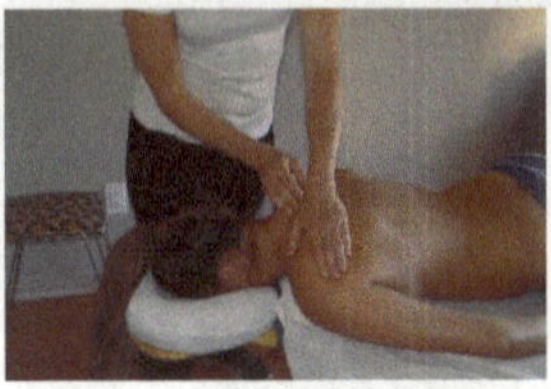
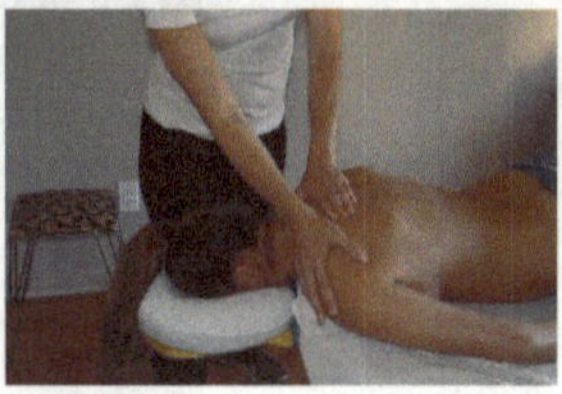
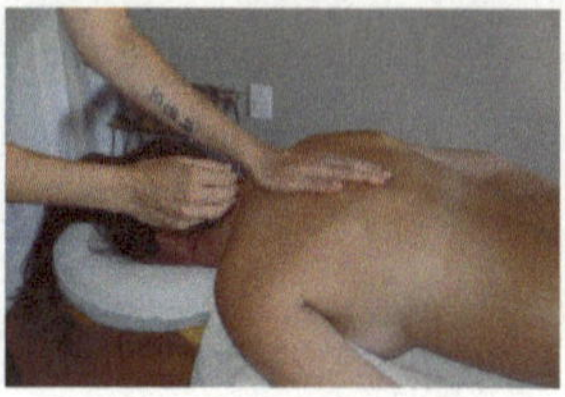

Trapèzes

- Pétrissage du trapèze inférieur

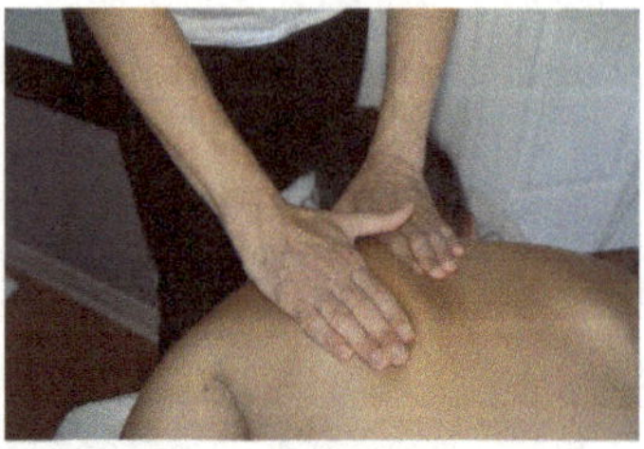

Prendre le muscle entre le pouce et l'index dans le sens des fibres Prenez, soulevez et tordez. Remontez tranquillement vers la partie la plus large du muscle. Faites 2 allers-retours pour détendre le muscle. Figure 21

- Effleurage du trapèze moyen

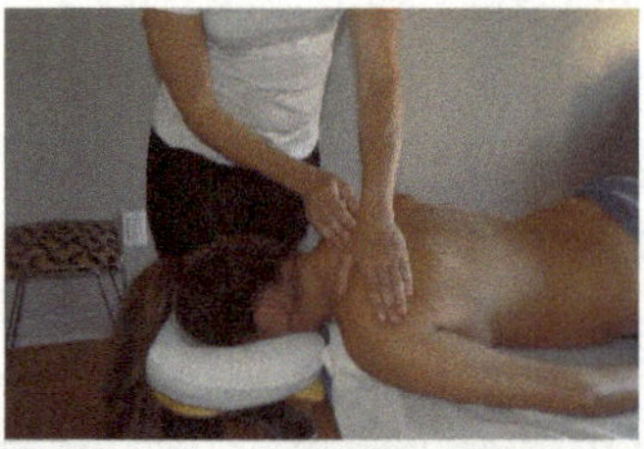

Prenez place du côté opposé à l'épaule travaillée et effleurez de la colonne vertébrale vers l'épaule. Figure 22

- Effleurage du trapèze supérieur

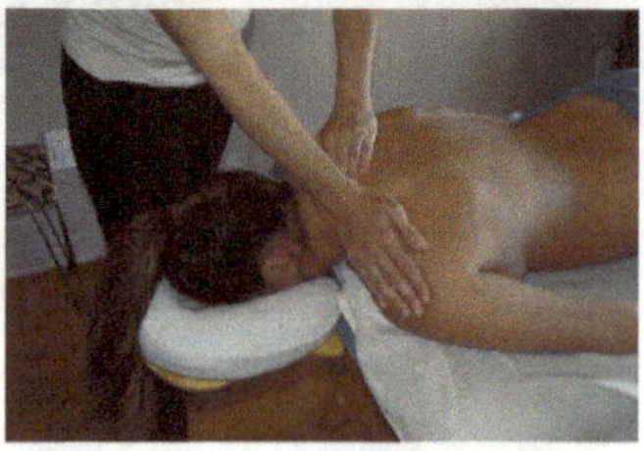

En vous positionnant du côté opposé de l'épaule à travailler, placez une main à la base du cou et glissez-la jusqu'à l'épaule. Faites le mouvement en alternance avec l'autre main. Figure 23

- Frictions alternées du trapèze supérieur

Tout en demeurant du même côté, prenez le muscle entre le bout des doigts de vos 2 mains (le sens des doigts est dans des directions opposées). Faites un mouvement de rotation en partant de la base du cou et en avançant sur la musculature vers l'épaule. Ceci permettra de briser les tensions accumulées par le stress. Figure 24

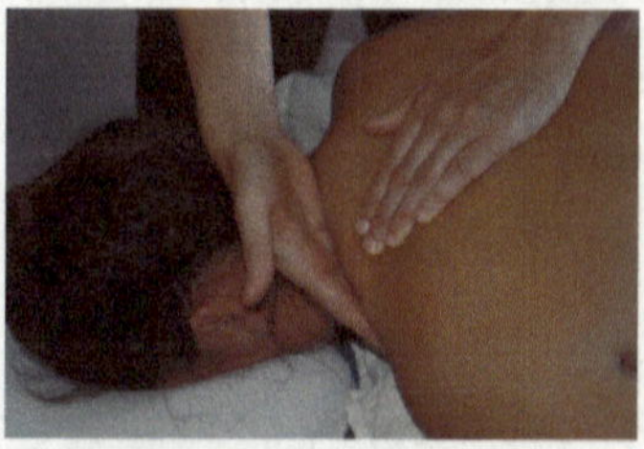

- Pressions glissées du trapèze supérieur

En vous plaçant à la tête de votre partenaire, appliquez votre paume à la base du cou et faites-la glisser lentement vers l'épaule. Ramenez la main vers le cou en faisant un effleurage doux. Reprenez la manœuvre. Vous pouvez vous arrêter à l'élévateur de la scapula (à mi-chemin entre le cou et l'épaule) en faisant une pression fixe pendant 30 secondes à 1 minute puis continuez pour terminer la manœuvre à au niveau de l'épaule. Figure 25

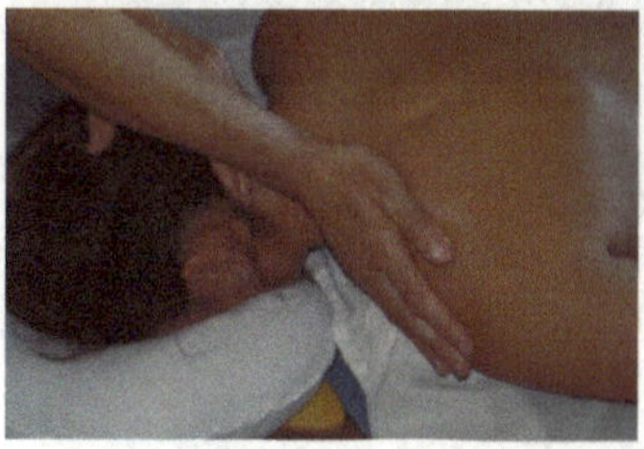

- Pressions fixes sur le bord de la scapula

Replacez-vous du côté opposé de l'épaule travaillée, apportez le bras de votre partenaire derrière son dos et maintenez-le avec la main qui est la plus proche des pieds. À l'aide de votre pouce, appliquez des pressions fixes, ou circulaires au besoin, sur le bord de la scapula. Apportez une attention particulière à la partie supérieure. Replacez son bras sur la table à la fin de la technique. Figure 26

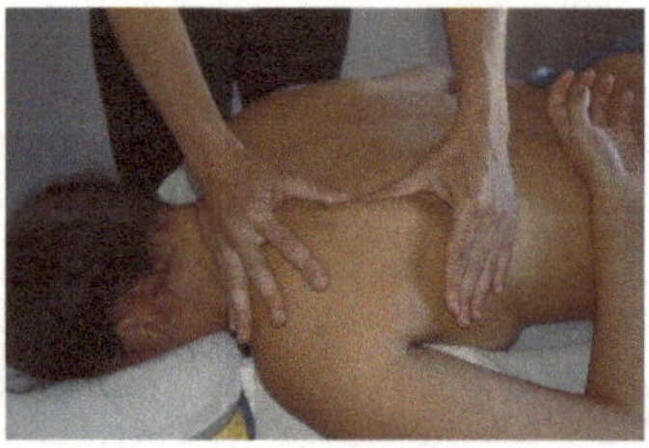

-Drainage du trapèze

Tout en restant dans la même position, placez une main à la base du cou et l'autre à la fin du trapèze inférieur et joignez vos mains en effectuant une pression glissée vers l'épaule. Terminez avec un effleurage léger. Figures 27, 28

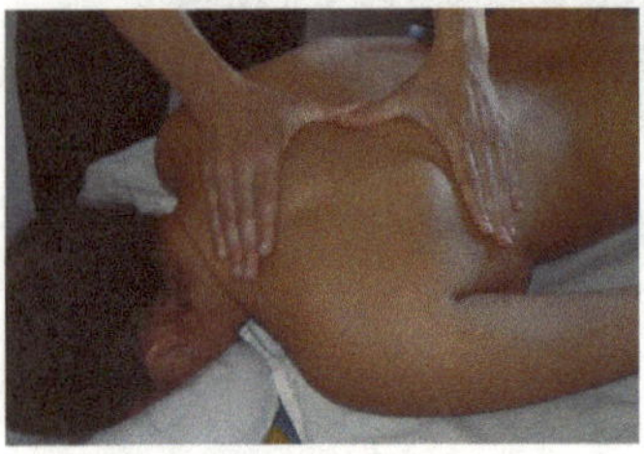

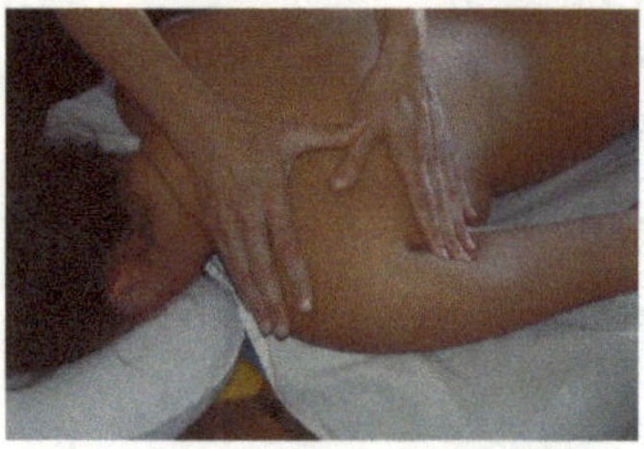

Grand dorsal et fessiers

- Peignes sur le grand dorsal

Placez-vous du côté opposé à travailler et avec vos doigts écartés, effectuez des mouvements de l'abdomen vers la colonne vertébrale en vous déplaçant un peu à la fois jusqu'à la fin du grand dorsal sous l'aisselle et retournez vers le bassin. Figure 29, 30

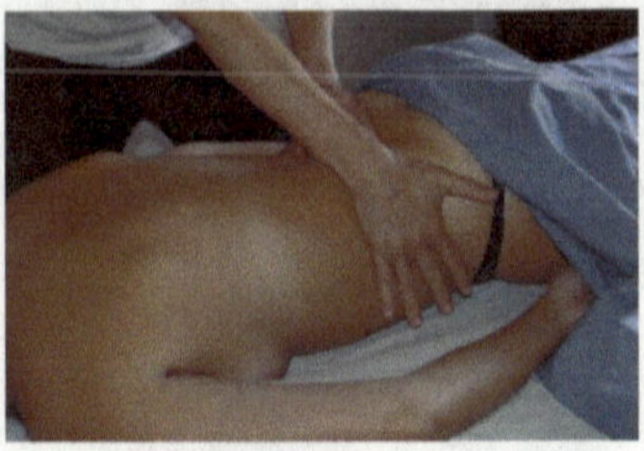

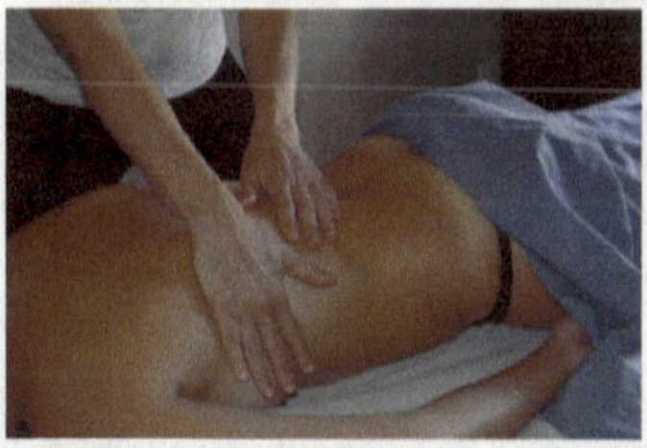

- Étirement du bas du dos

Dans la même position, placez une main sur l'os de la hanche et mettez l'autre main au début des côtes. Dans un mouvement de cisaillement, étirer les muscles entre les mains. Revenez dans la position initiale tout en vous déplaçant un peu vers l'extérieur du corps. Répétez les étirements jusqu'à l'extrémité du corps. Figure 31

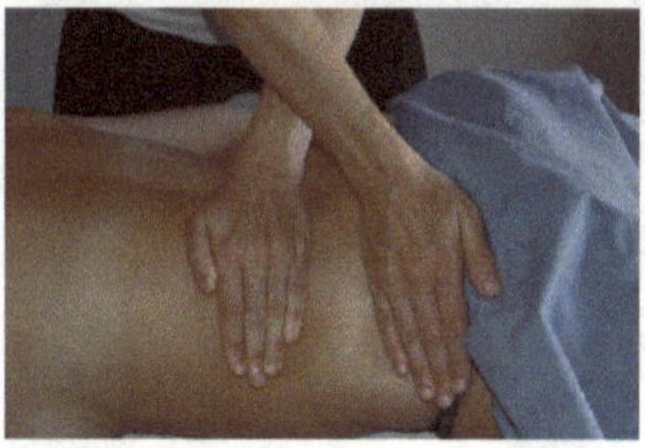

- Rouleau sur le grand fessier avec l'avant-bras

Déposez votre avant-bras (celui le plus proche de la tête de votre partenaire) sur son sacrum. De l'autre main, déposez la partie charnue de votre autre avant-bras sur le fessier près du sacrum et déroulez votre bras vers la hanche.

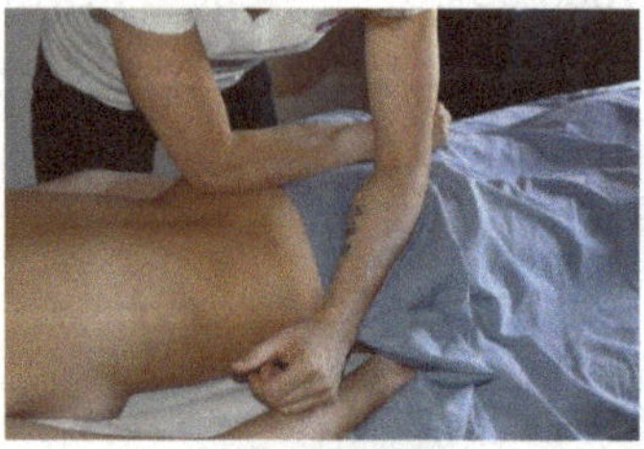

Figure 32

- Pressions fixes sur le grand fessier

Déposez votre avant-bras (celui le plus proche de la tête de votre partenaire) sur son sacrum. De l'autre main, appliquez des pressions avec la paume vers l'extérieur, du sacrum à la hanche.

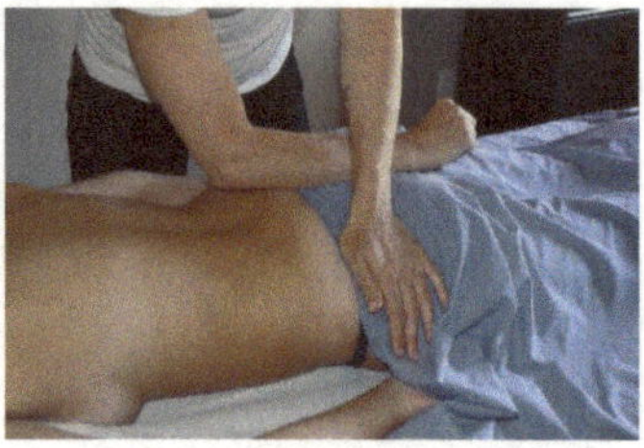

Figure 33

- Étirement du côté du dos travaillé

En vous positionnant au niveau du bassin, appuyez les avant-bras vis-à-vis du bassin et éloignez-les l'un de l'autre en effectuant une pression lente vers le fessier, d'un côté, et vers l'épaule, de l'autre. Pour l'épaule, ajustez progressivement la position de votre bras en entrant votre coude entre la scapula et la colonne et en déroulant (sans trop faire de pression) vers l'épaule. Cette manœuvre sert aussi de drainage. Un délice de se faire étirer!

Figures 34, 35

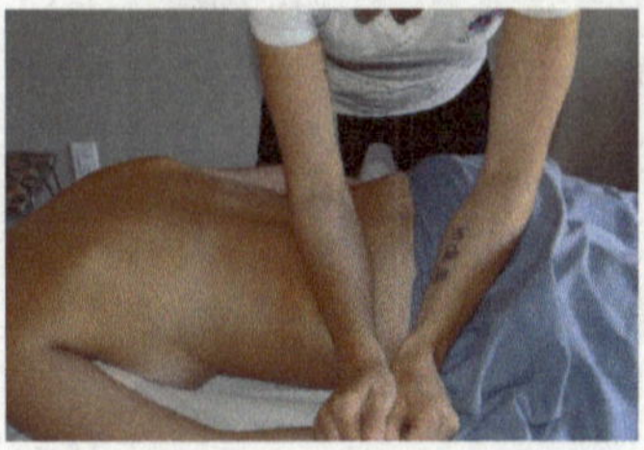

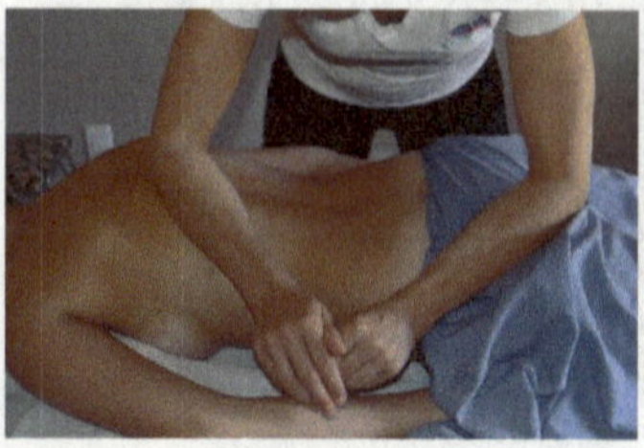

Répétez les manœuvres du dos de l'autre côté. Le massage des spinaux et du cou se fait des 2 côtés en même temps.

Spinaux

- Pressions glissées sur les spinaux

Positionnez-vous à la tête du receveur et placez vos mains sur la partie musculaire de chaque côté de la colonne. Tout en tenant vos coudes droits, laissez vos mains avancer vers le bas du dos en ajustant votre position au fur et à mesure. Figures 36, 37

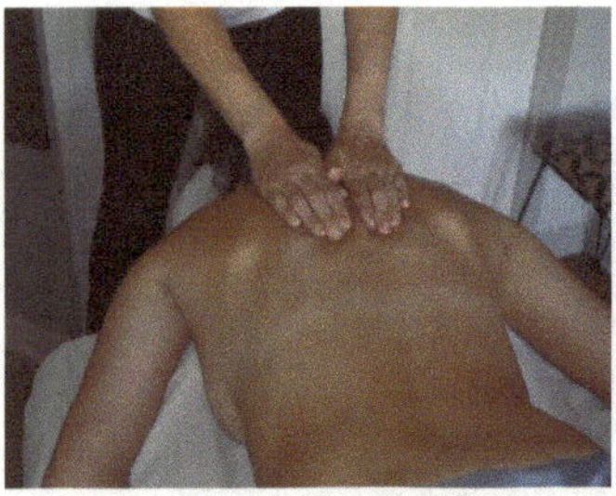

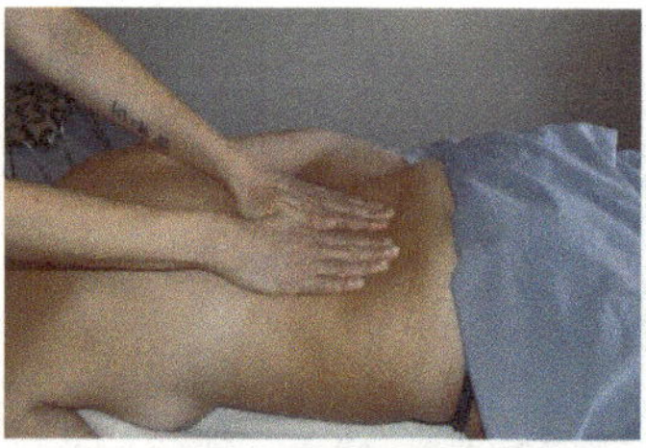

Cou

- Pétrissage sur la largeur du cou

Tout en gardant la même position, entrelacez vos doigts tout en écartant les paumes l'une de l'autre, déposez-les de chaque côté de la partie basse du cou. Tout en rapprochant les paumes doucement, effectuez une légère pression vers le haut. Remontez vers la base du cou. Reprenez la même manœuvre avec les pouces. Figures 38, 39

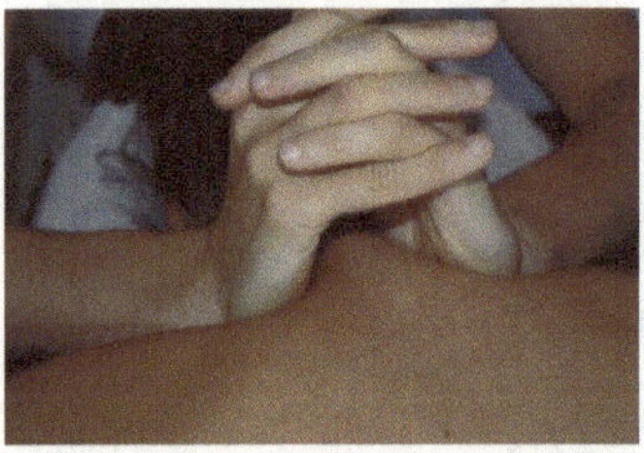

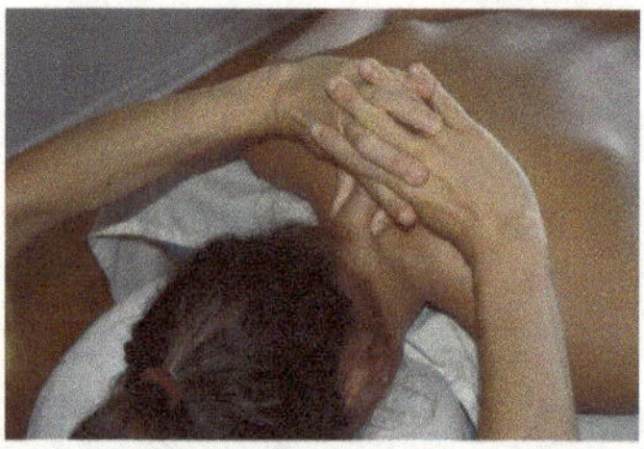

- Pétrissage en cuillère sur la longueur du cou

En vous plaçant à côté de la tête de votre partenaire, mettez vos pouces sur le côté, face à vous, et les autres doigts de l'autre côté. Par un mouvement en cuillère, faites des allers-retours sur la longueur du cou. Ensuite, faites un effleurage final de la base du cou vers le bassin. Figure 40

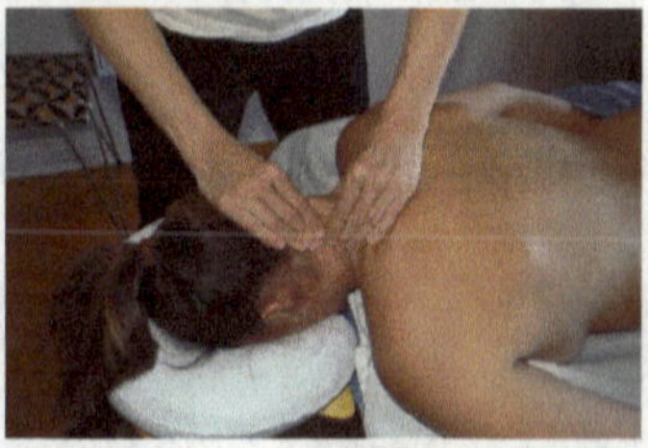

Vous avez terminé le massage du dos.

Partie 2 : Massage pour les jambes

Face postérieure des jambes

- Effleurage général de la jambe

Mettez un peu d'huile dans le creux de votre main et appliquez-la à partir du pied jusqu'en haut de la cuisse. Faites le même trajet en rajoutant de l'huile si besoin encore 3 fois. Figures 41, 42, 43

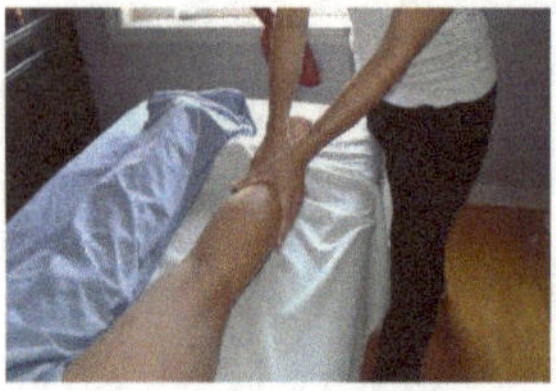
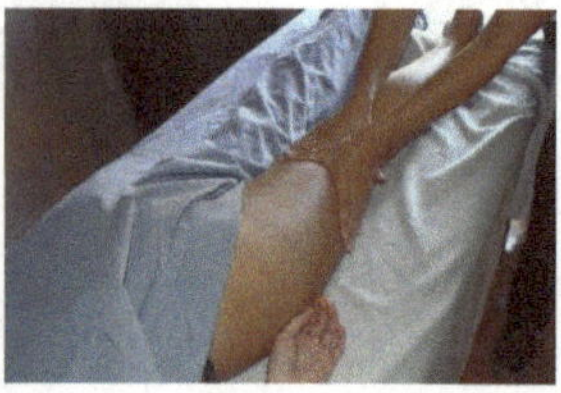
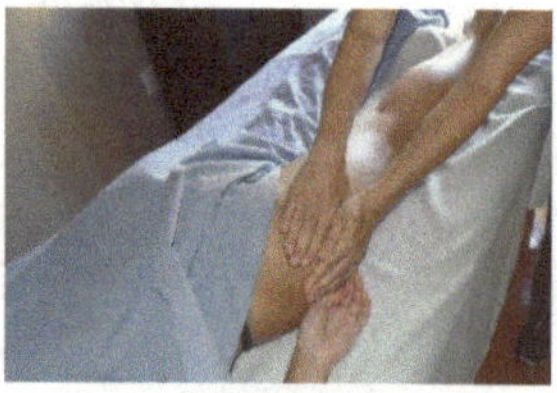

- Effleurage de la cuisse

Placez-vous du côté de la jambe à travailler. Réchauffez la zone en enveloppant la cuisse de vos mains. Partez près du genou et revenez de chaque côté. Figures 44, 45

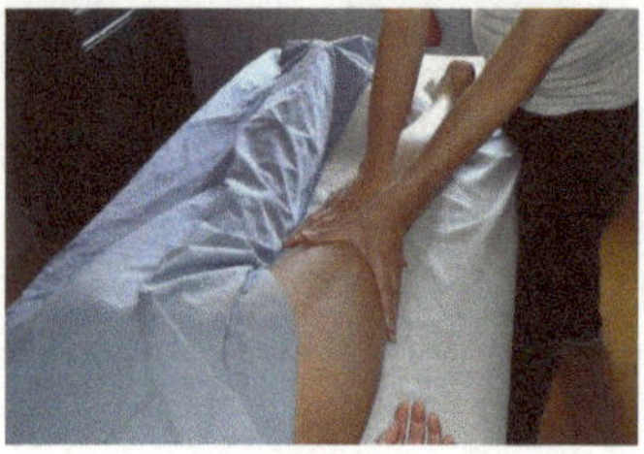
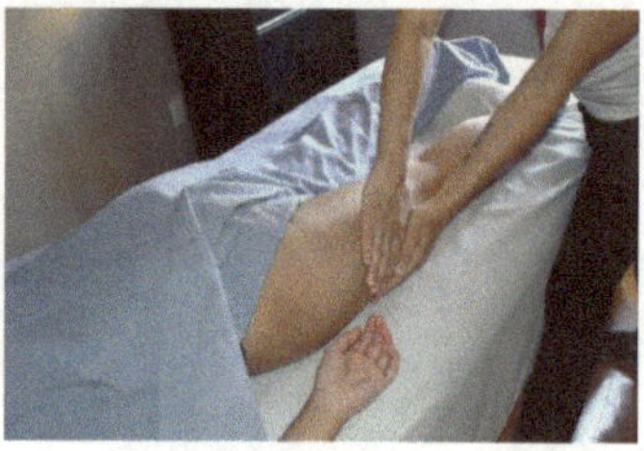

- Frictions alternées de la bandelette ilio-tibiale et des adducteurs

Tout en gardant la même position, mettez une main de chaque côté du genou et faites de grandes frictions alternées jusqu'en haut de la cuisse puis revenez au genou. Figures 46, 47

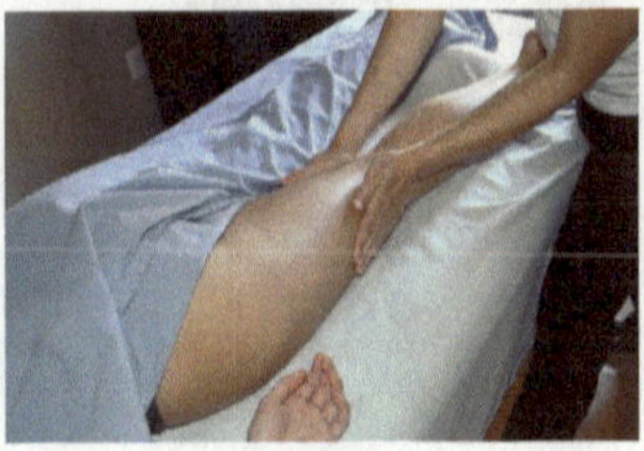

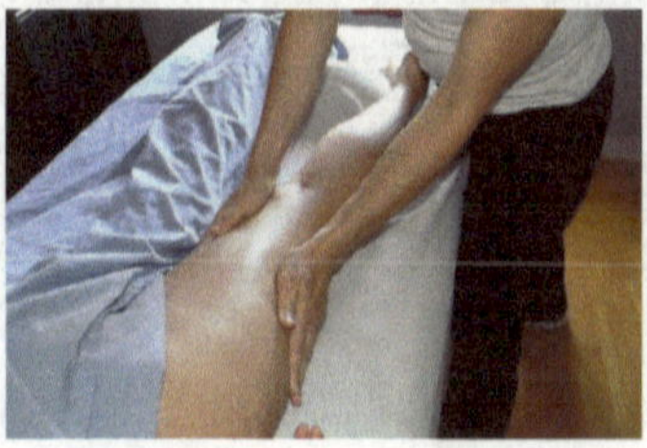

- Peignes sur les adducteurs

Placez-vous du côté opposé à travailler et avec vos doigts écartés, effectuez des mouvements de l'intérieur de la cuisse vers le haut en vous déplaçant un peu à la fois. Une fois en haut de la cuisse, retournez vers le genou. Figures 48, 49

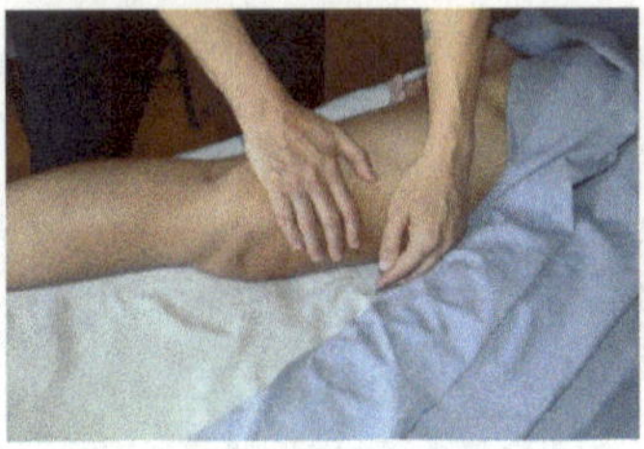

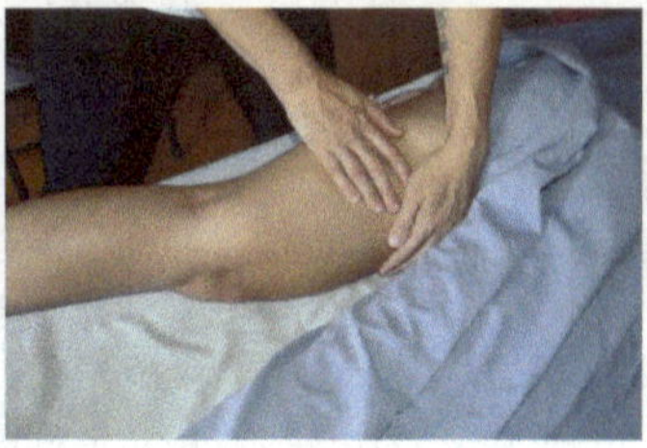

- Pressions glissées avec main pleine sur la bandelette

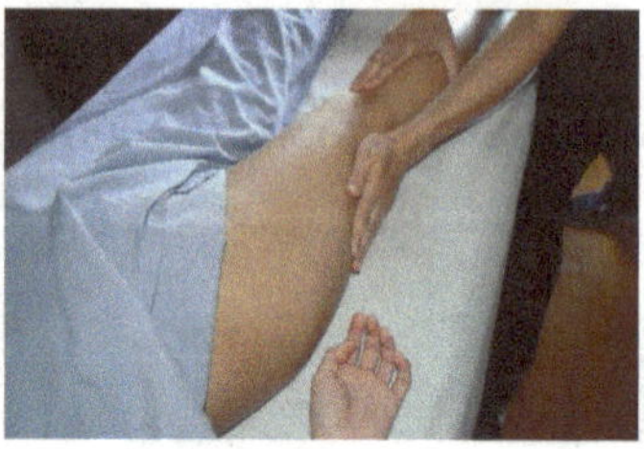

Tout en restant dans la même position, placez votre paume sur la bandelette près du genou. Glissez lentement, et surtout doucement, jusqu'à la hanche. Repartez toujours du genou. Figure 50

- Pressions glissées sur les ischio-jambiers

Placez-vous un peu plus bas que le genou en direction de la tête de votre partenaire. Déposez vos poings mous au-dessus du creux poplité et faites des pressions alternées jusqu'à l'ischion. Voici une variation : si l'arrière des cuisses est trop tendu : Placez votre genou qui est près de la table sous le tibia de votre partenaire pour créer une flexion au niveau de son propre genou. Ceci relâche une trop grande tension dans les muscles. Figures 51, 52, 53 variante

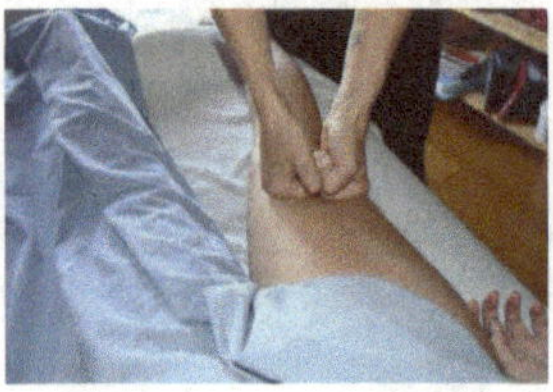
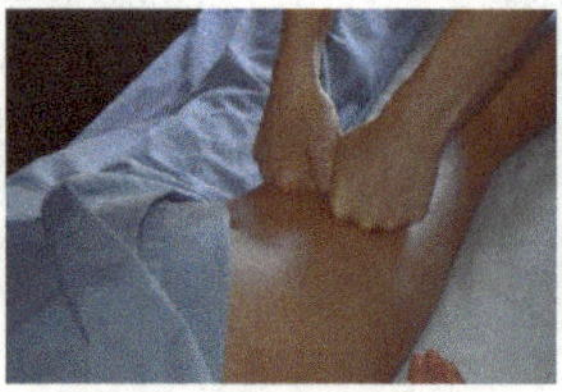
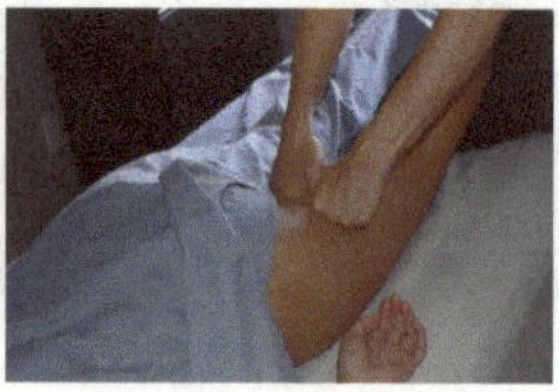

-Drainage de la cuisse

Si vous avez placez le genou sous la jambe de votre partenaire, retirez-le et déposez sa jambe sur la table. Placer vos mains l'une à côté de l'autre en entrelaçant les pouces et drainez vers l'extérieur de la cuisse. Effleurez pour faire une manœuvre de liaison vers le mollet. Figure 54

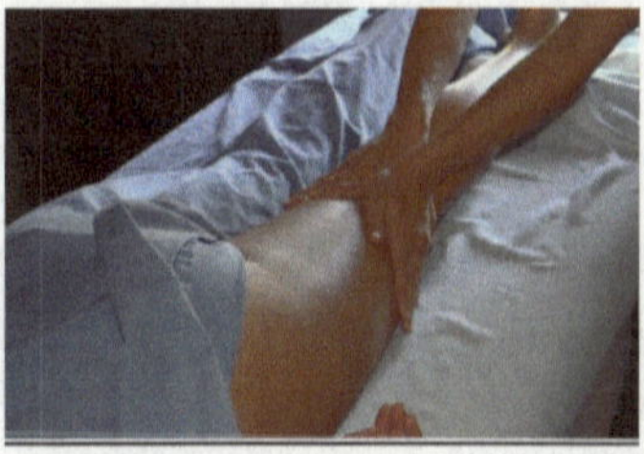

Mollet

- Pétrissage avec paumes du mollet

Asseyez-vous sur la table et mettez la jambe du receveur sur l'épaule qui est près de la table. Entrelacez vos doigts et placez vos paumes de chaque côté du mollet près du genou. Rapprochez vos paumes lentement et dirigez-vous vers le dessus du muscle pour le soulever. Répétez le mouvement en vous déplaçant vers la cheville. Figure 55

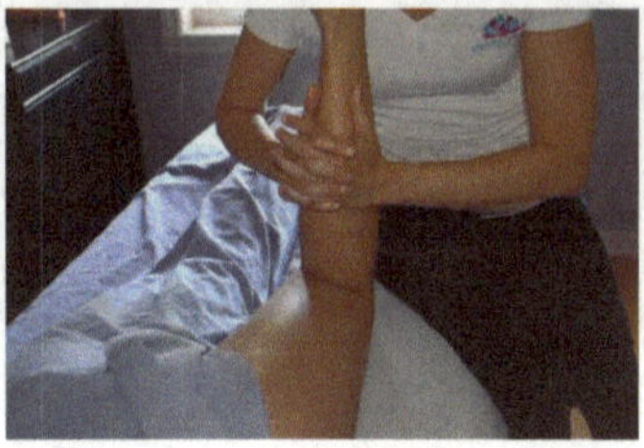

- Drainage en tube du mollet

Toujours avec la jambe sur l'épaule, entrelacez vos doigts et placez vos mains de façon à entourer le mollet le mieux possible près de la cheville. Effectuez une pression lente vers le genou pour drainer le segment. Effleurez et déposez la jambe sur la table. Figure 56

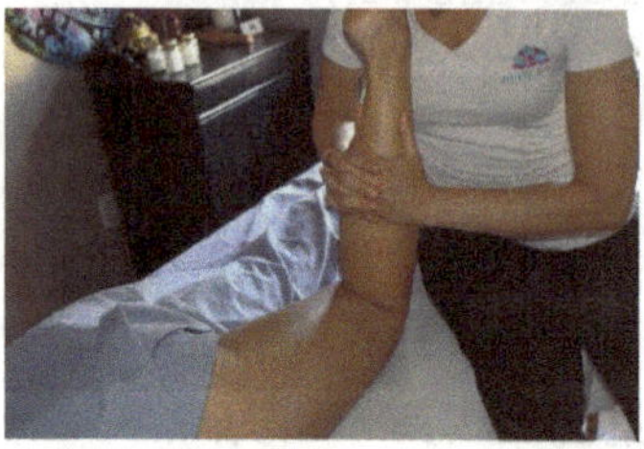

Pieds

- Effleurage du pied

Installez-vous au bout de la table et faites un effleurage du pied. Ajoutez de l'huile si besoin. Figure 57

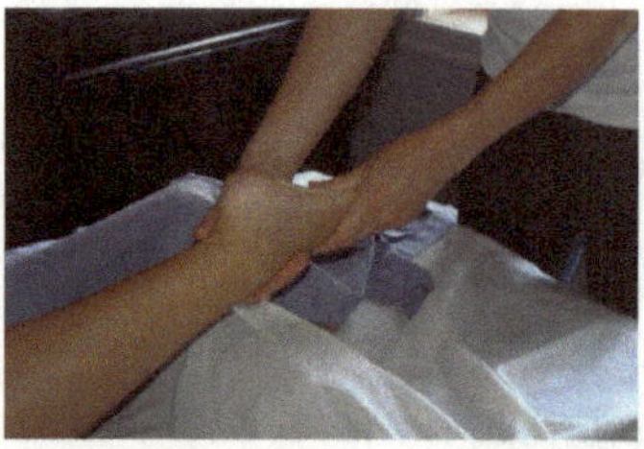

- Compression du talon

Entrelacez vos doigts et placez vos paumes de chaque côté du talon. Rapprochez-les et maintenez une pression vers vous. Répétez 2 ou 3 fois le mouvement. Figure 58

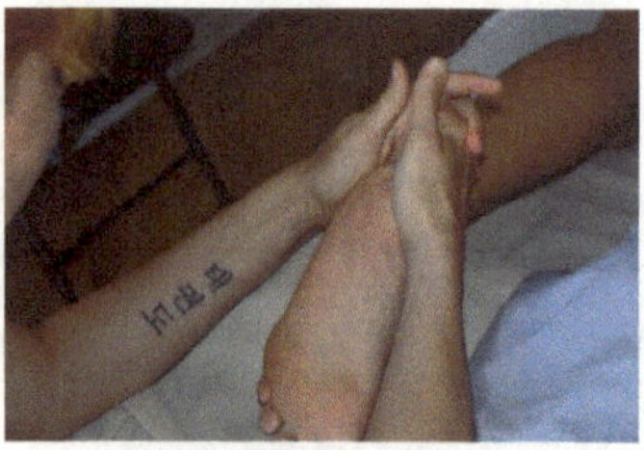

- Pétrissage du pied

Si possible, placez-vous à genoux et saisissez le bord extérieur du pied entre les doigts et les pouces. Soulevez et tordez le bord du pied dans des directions opposées. Déplacez-vous lentement pour couvrir le pied. Faites la même manœuvre avec le bord interne du pied. Figure 59

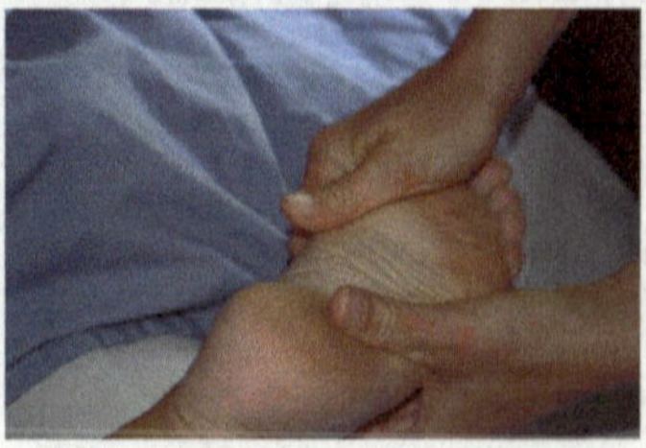

- Pressions fixes sur la plante du pied (Les soleils)

Toujours au bout de la table, placez vos pouces à la base du talon et pressez uniformément sur le 1ier et le 5ième orteil jusqu'à la pointe de ses deux orteils. Recommencez la technique avec le 2ième et le 4ième, pour le 3ième orteil, utilisez vos deux pouces, l'un par-dessus l'autre. Figures 60, 61, 62

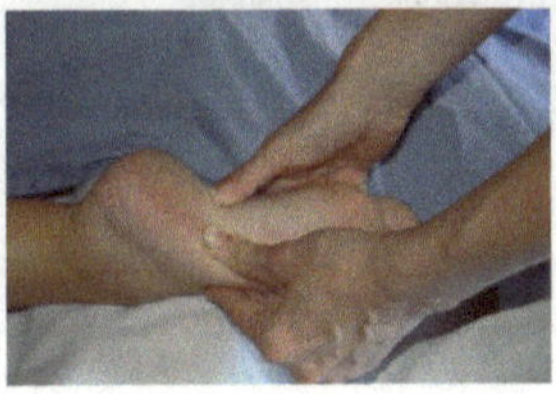

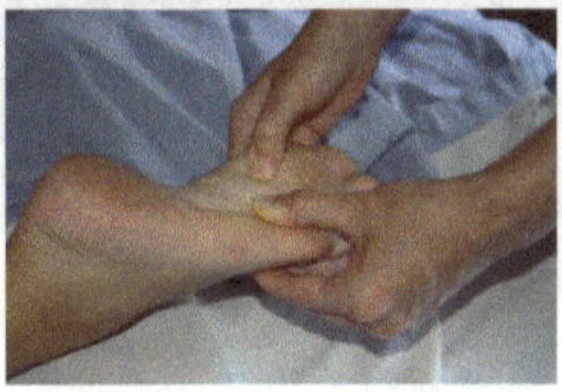

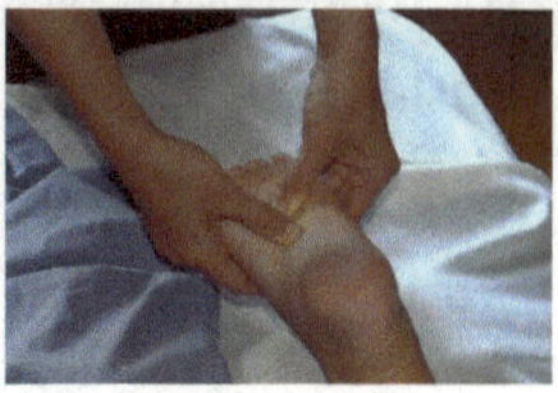

- Drainage de la jambe

Placer vos mains l'une à côté de l'autre en entrelaçant les pouces autour de la cheville et drainez vers l'extérieur de la cuisse. Effleurez pour faire une manœuvre finale de la jambe. Figure 63

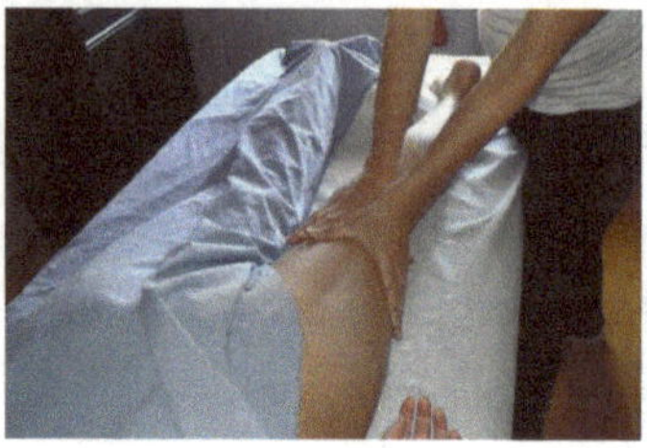

Répétez ces massages sur l'autre jambe. Vous avez maintenant terminé la face postérieure du corps. Vous-en êtes à la moitié du massage.

Massage de la face antérieure du corps

Demandez à votre partenaire de s'installer sur le dos avec les bras le long du corps. Mettez des coussins sous les genoux pour ajuster sa position plus confortablement. Figure 64

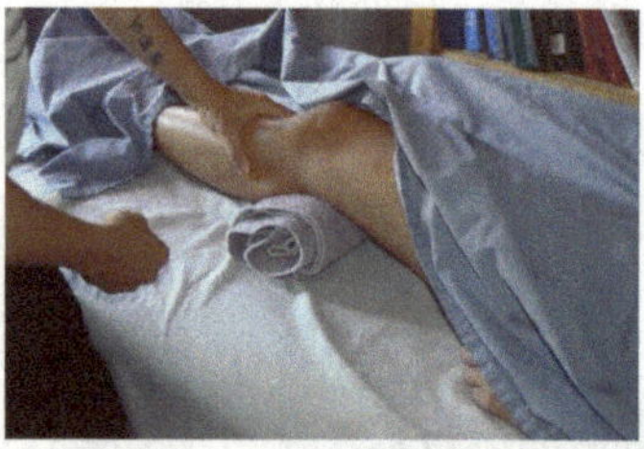

Face antérieure des jambes

- Effleurage général de la jambe

Mettez un peu d'huile dans le creux de votre main et appliquez-la à partir de la face dorsale du pied jusqu'en haut de la cuisse. Faites le même trajet en rajoutant de l'huile, si besoin, encore 3 fois. Figures 65, 66

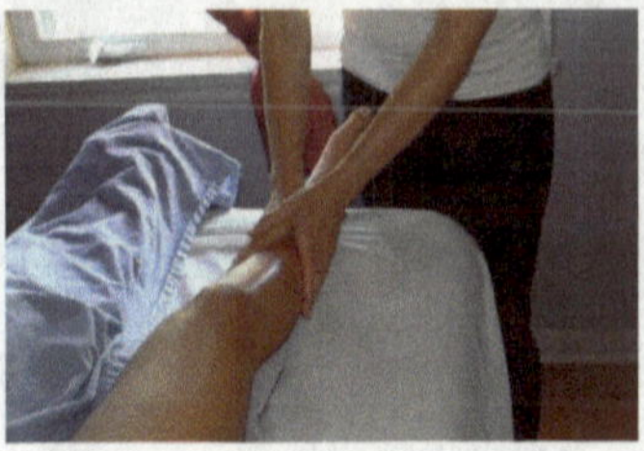

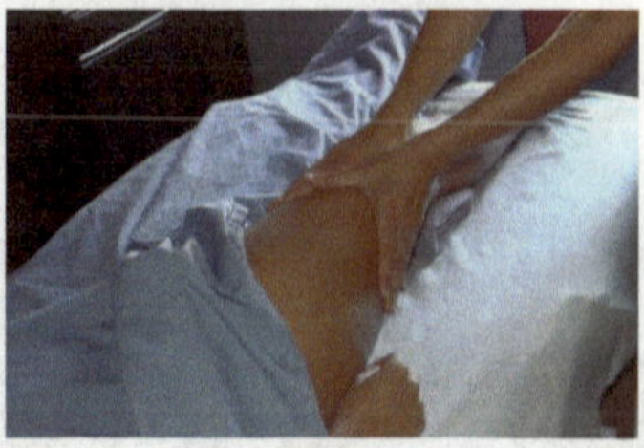

Pieds

- Effleurage modifié du pied

Placez-vous au bout de la table et prenez le pied de chaque côté avec le pouce sur le dessus du pied. Appliquez une pression en alternance pour réchauffer le pied. Figure 67

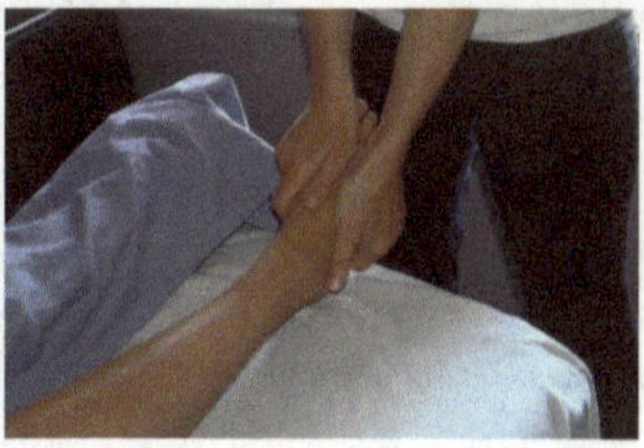

- Pressions fixes sur la plante du pied (Les soleils)

Toujours au bout de la table, placez vos pouces dans le creux au-dessus de la cheville et pressez uniformément sur le 1ier et le 5ième orteil jusqu'à leur pointe. Recommencez la technique avec le 2ième et le 4ième orteils. Faites le 3ième orteil avec un pouce par-dessus l'autre. Vous pouvez terminer en étirant et même craquant les orteils tout en tenant la base avec l'autre main. Figures 68, 69, 70

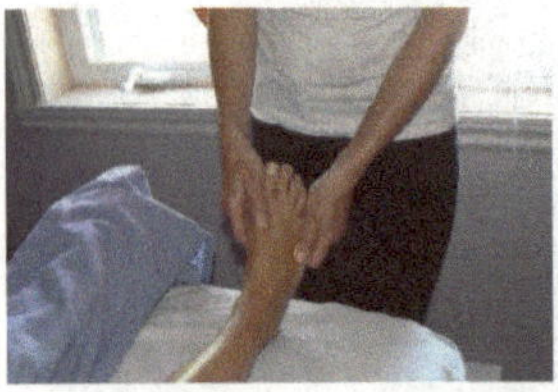

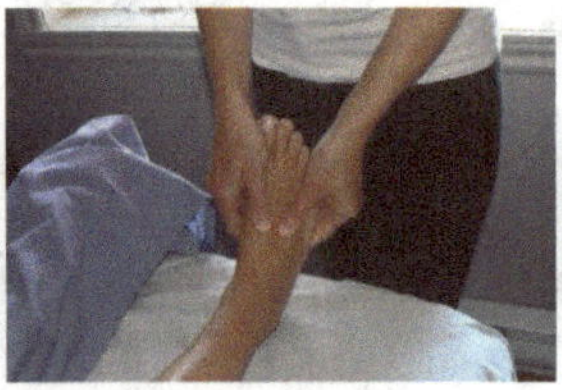

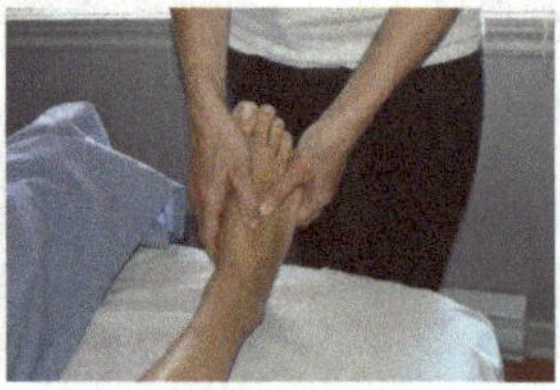

- Écarter les métatarses (KitKat)

Toujours dans la même position, placez vos pouces sous le pied et vos doigts reposent sur le dessus. Palpez pour trouver les métatarses du 1ier et 2ième orteil. La main extérieure reste fixe et l'autre va bouger vers le haut et vers le bas selon l'amplitude de l'articulation (en passant, c'est très peu). Ensuite, faites la même manœuvre avec les 2ième et 3ième orteils, 3ième et 4ième et finalement, 4ième et 5ième orteils mais en changeant les mains qui bougent (ça sera plus facile). Figure 71

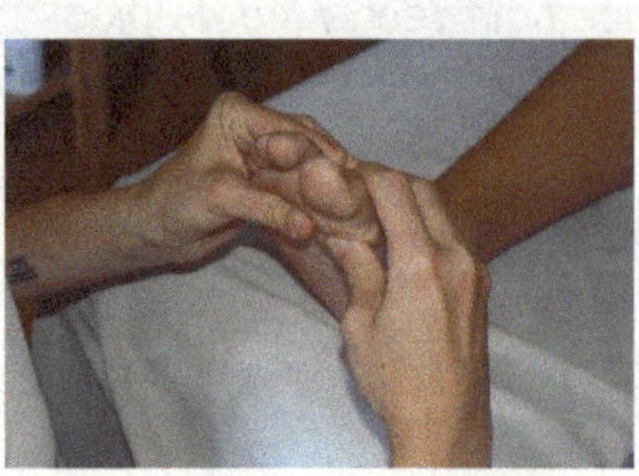

- Effleurage

Tout en gardant la même position, effleurez le pied et prolongez la manœuvre jusqu'au genou. Figure 72

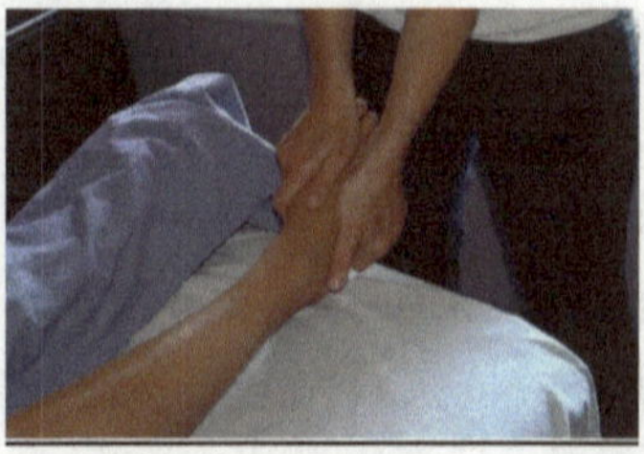

Jambe

- Pressions fixes sur les muscles de la jambe

Déplacez-vous vers le côté opposé de la jambe à travailler et placez le bord extérieur d'un pouce sur le bord interne du tibia, à l'extrémité, près du genou. Poussez légèrement vers le bas pour décoller le muscle de la paroi osseuse. Répétez les manœuvres lentement en vous dirigeant vers la cheville. Figure 73

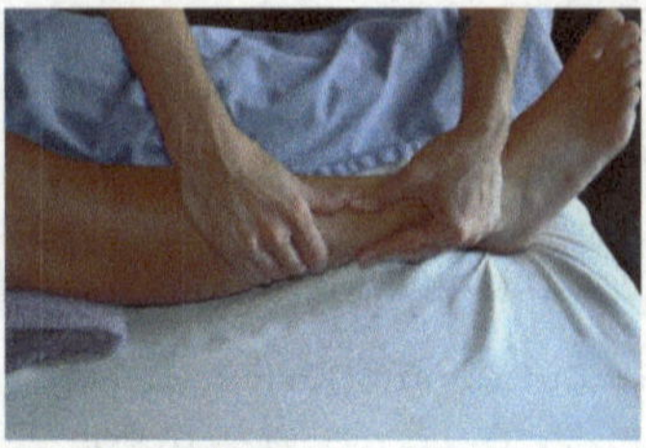

- Pressions glissées avec les pouces sur les muscles de la jambe

Reprenez votre position au bout de la table et appuyez le bout des doigts de votre main extérieure sur les muscles près de l'os et près de la cheville. Faites des pressions glissées avec les pouces en avançant lentement vers le genou et en s'attardant au besoin sur les tensions. Une fois arrivée au bout, revenez à la cheville pour faire une autre ligne à côté de celle que vous venez de faire. Répétez une 3ième ligne si nécessaire. Figure 74

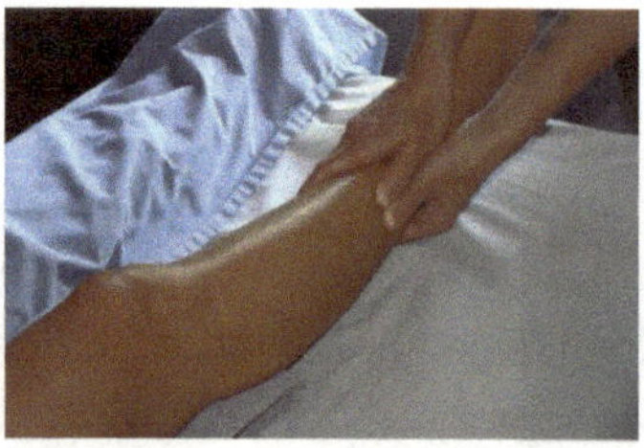

- Drainage de la jambe

Placez vos mains l'une à côté de l'autre autour de la cheville en entrelaçant les pouces et drainez jusqu'au genou sans l'atteindre. Effleurez pour faire une manœuvre de liaison vers la cuisse. Figure 75

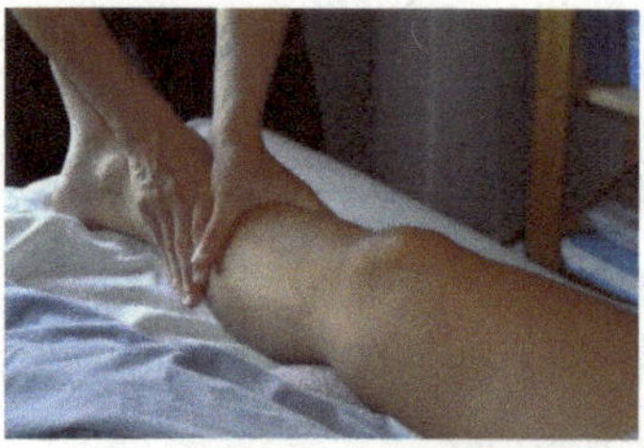

Cuisse

- Effleurage de la cuisse

Placez-vous du même côté que la jambe à travailler. Réchauffez la zone en enveloppant la cuisse de vos mains en partant près du genou et en revenant de chaque côté. Figure 76, 77

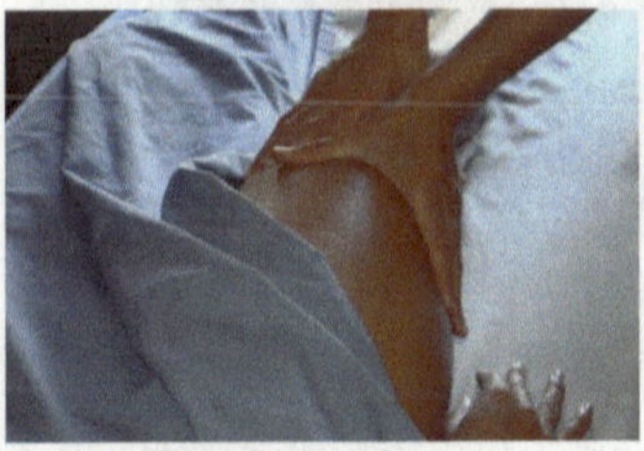

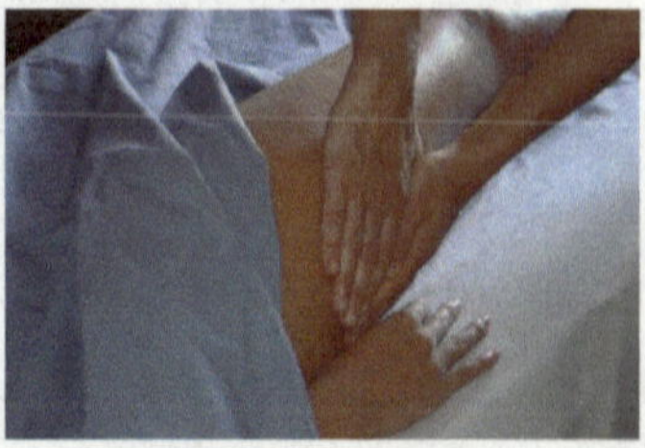

- Pétrissage avec les paumes

Restez du même côté que la cuisse à travailler et entrelacez vos doigts. Placez-les de chaque côté de la cuisse, en ajustant vos doigts au besoin, rapprochez vos paumes lentement et dirigez-vous vers le dessus du muscle. Répétez le mouvement en vous déplaçant vers le haut de la cuisse. Figure 78

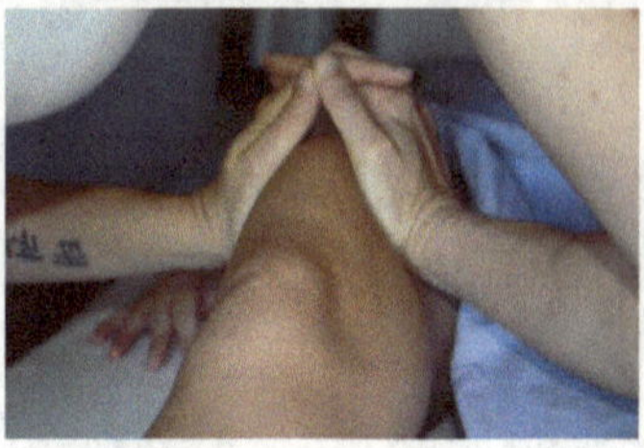

- Pétrissage du droit de la cuisse

Face à la cuisse massée, placez vos doigts vers l'intérieur de la cuisse et les pouces à l'extérieur sur le muscle le plus superficiel de la cuisse près du genou. Avec vos doigts, soulever le muscle et tordez-le avec douceur dans des directions opposées. Continuez cette manœuvre jusqu'en haut de la cuisse. Figure 79

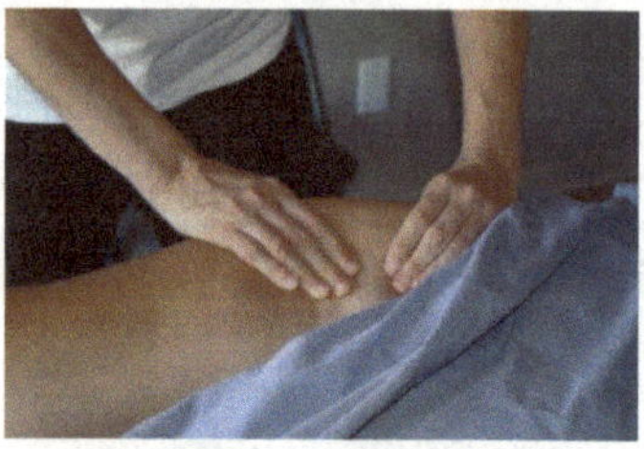

- Pressions glissées sur le vaste latéral

Positionnez-vous face à la tête du receveur et placez le bout de vos doigts sur le muscle vaste latéral. Faites une légère pression en partant près du genou et en continuant en ligne droite jusqu'à la hanche. Figure 80

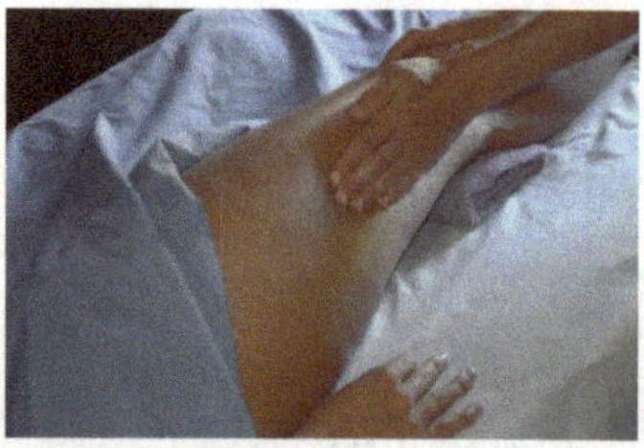

-Drainage de la cuisse

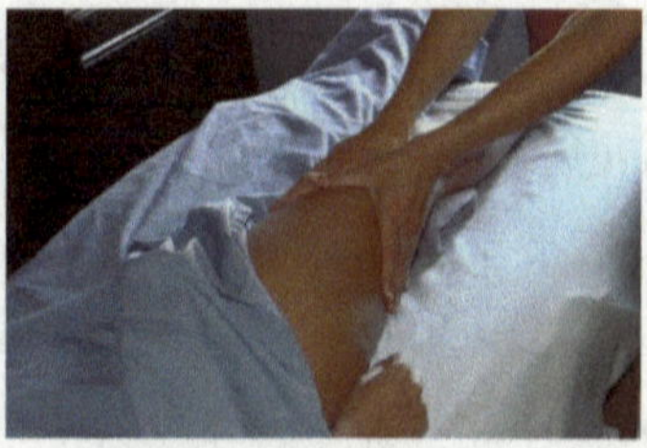

Placez vos mains l'une à côté de l'autre en haut du genou en entrelaçant vos pouces et drainez jusque vers l'extérieur de la cuisse. Effleurez la cuisse et reprenez l'effleurage final de la jambe. Figure 81

Répétez les manœuvres sur l'autre jambe. Ceci complète le massage des jambes.

Partie 3 : Massage pour les bras

- Effleurage général du bras

Tout en gardant la même position, mettre un peu d'huile dans le creux de votre main et appliquez-la à partir de la main de votre partenaire jusqu'à son épaule en l'enveloppant. Faites le même trajet encore 3 fois en rajoutant de l'huile au besoin. Figures 82, 83

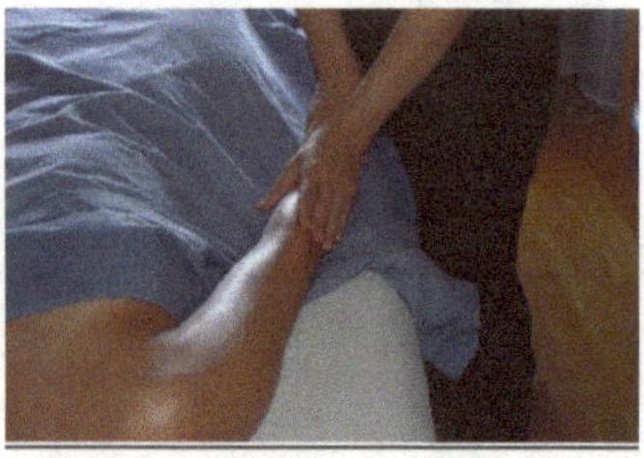

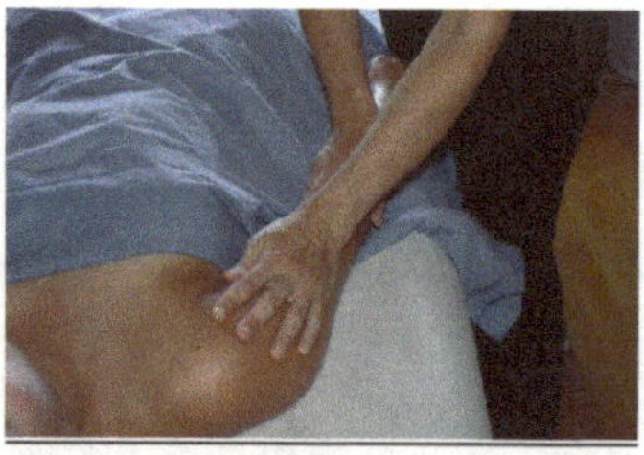

Mains

- Pressions fixes pour ouvrir la main

Gardez votre position face à la tête du receveur et prenez sa main, paume vers le haut, et à l'aide des pouces au début de sa paume, écartez et ouvrez la main vers le bas. Figure 84

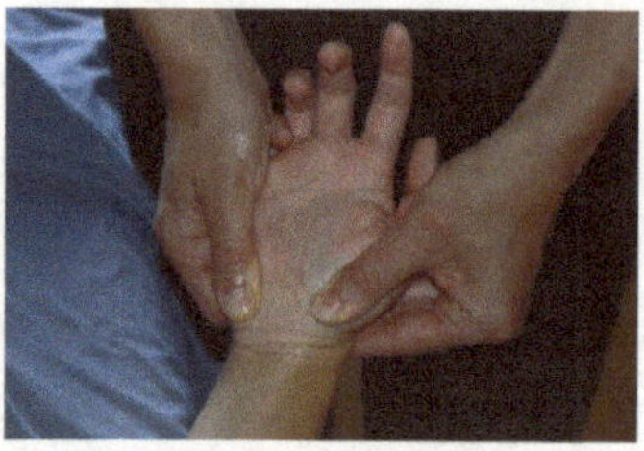

- Pressions fixes sur la paume de la main (Les soleils)

Placez vos doigts sur le poignet et pressez uniformément sur le 1ier et le 5ième doigts jusqu'au bout des doigts. Recommencez la technique avec le 2ième et le 4ième et faites le 3ième doigt avec un pouce par-dessus l'autre. Vous pouvez terminer et étirant et même craquant les doigts tout en tenant la base avec l'autre main. Figure 85, 86, 87

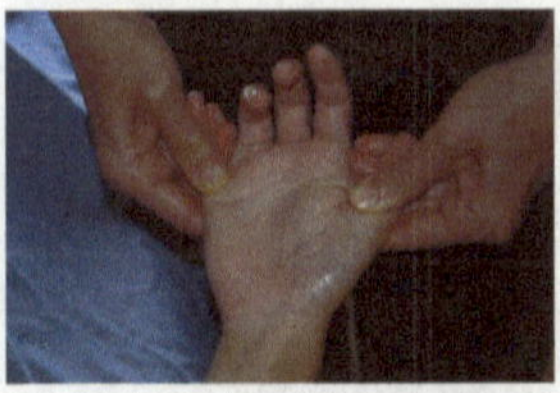
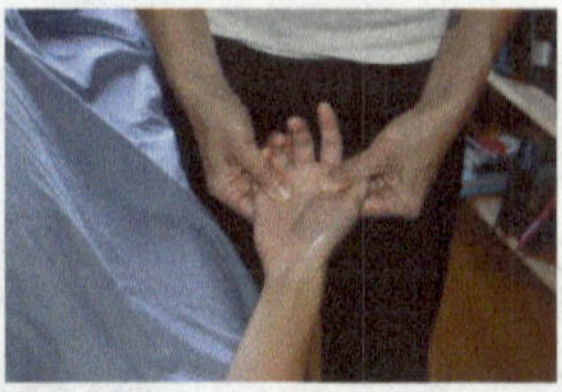
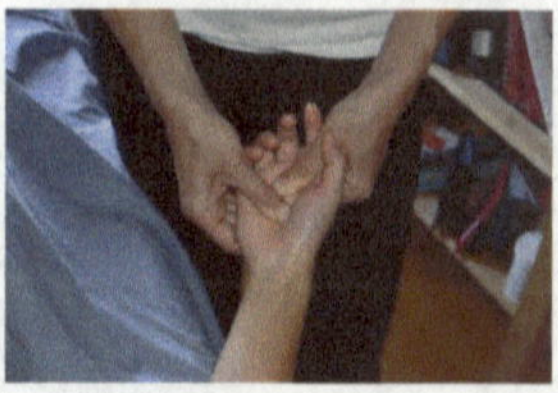

Retournez la main et refaites les soleils sur la face dorsale de celle-ci. Figures *88, 89, 90*

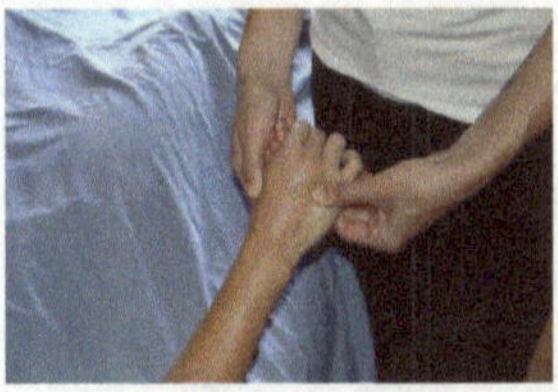
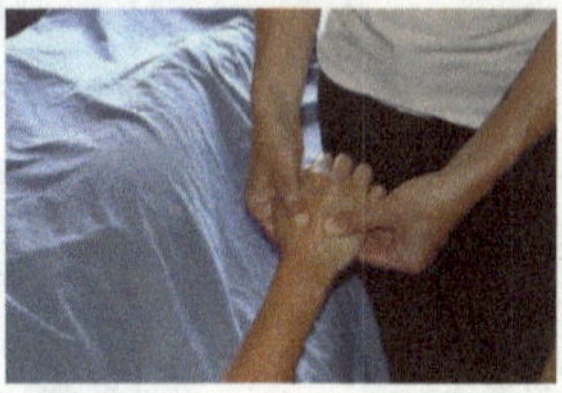
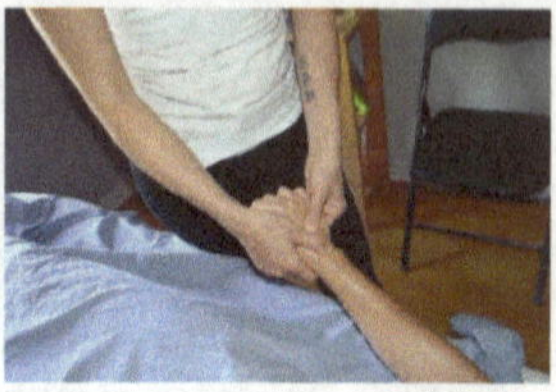

- Écarter les métacarpes (KitKat)

Toujours dans la même position avec la paume de la main face vers le bas, placez vos pouces sur la paume et les doigts reposent sur le dessus. Palpez pour trouver les métacarpes du 1ier et 2ième doigt. La main extérieure reste fixe et l'autre va bouger vers le haut et vers le bas selon l'amplitude de l'articulation (en passant, c'est très peu). Ensuite, faites la même manœuvre pour les 2ième et 3ième doigts, 3ième et 4ième et finalement, 4ième et 5ième doigts mais en changeant les mains qui bougent (ça sera plus facile). Figure 91

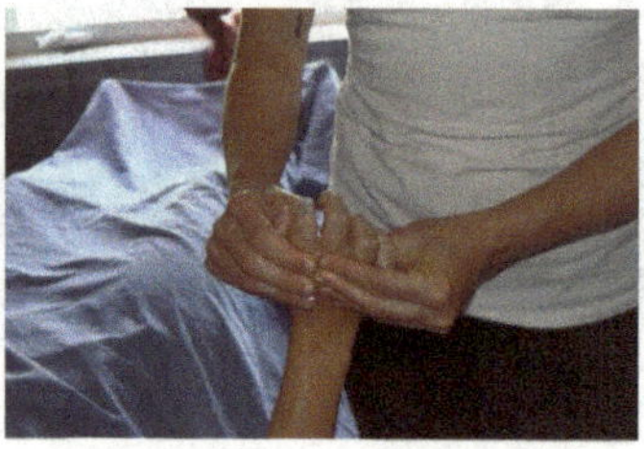

- Frictions circulaires sur le poignet

À partir de votre position, déplacez vos pouces sur le poignet et faites des frictions circulaires autour de celui-ci. Figure 92

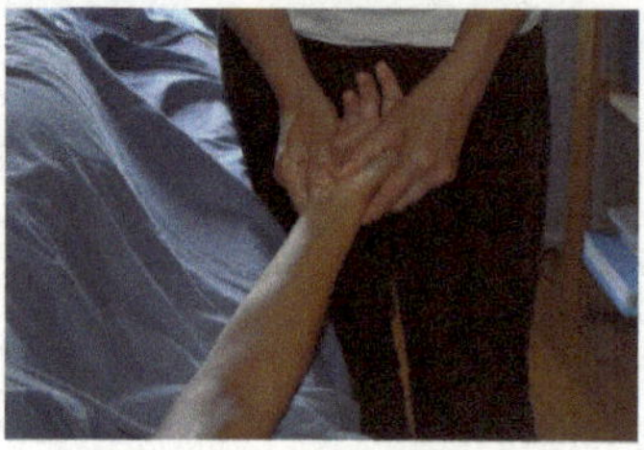

- Effleurage

Tout en gardant la même position, effleurez la main et prolongez la manœuvre de liaison jusqu'au coude en enveloppant les 2 côtés de l'avant-bras. Figures 93, 94

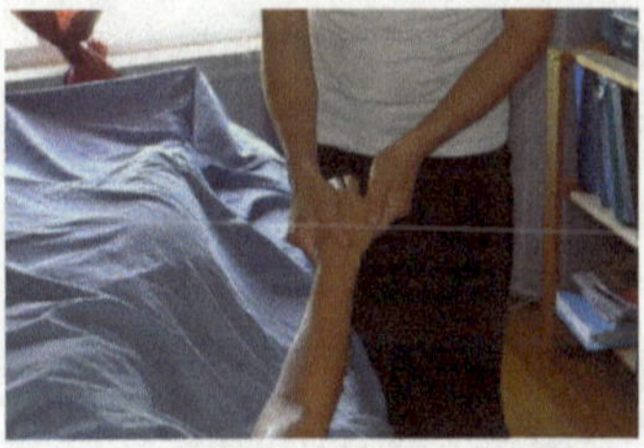

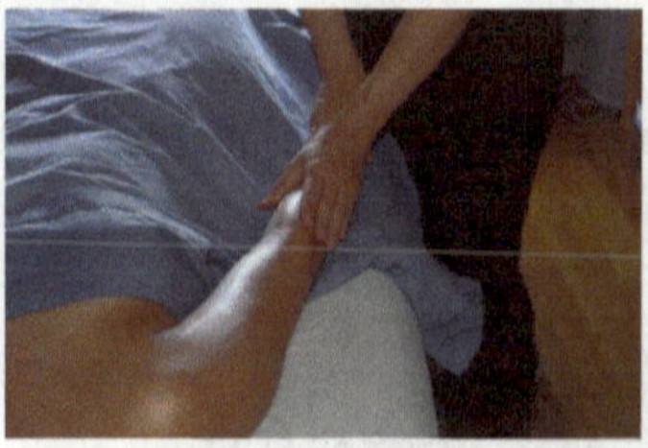

Avant-bras

-Pressions fixes avec le pouce sur l'avant-bras face dorsale

Conservez la même position avec la paume du partenaire vers le bas. Prenez votre main extérieure et agrippez la main de votre partenaire. Avec votre autre main, appuyez le pouce sur la partie charnue entre les 2 os, ramenez la main du receveur vers le plafond tout en maintenant la pression et continuez jusqu'au coude en répétant cette séquence. Une fois au bout, revenez au poignet pour faire une autre ligne à côté de celle que vous venez de faire. Répétez une 3e ligne si besoin selon la possibilité de celle-ci. Figures 95, 96

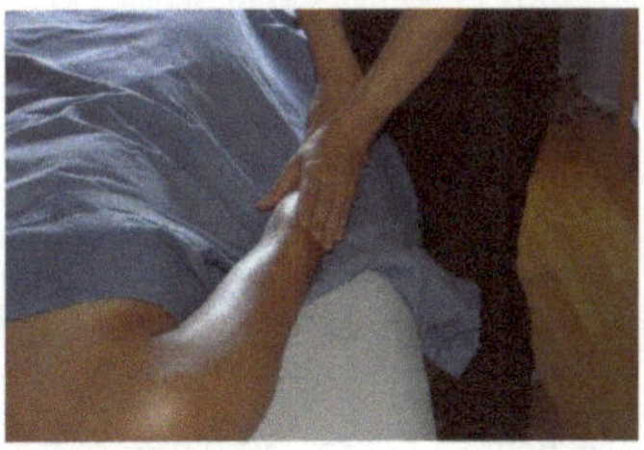

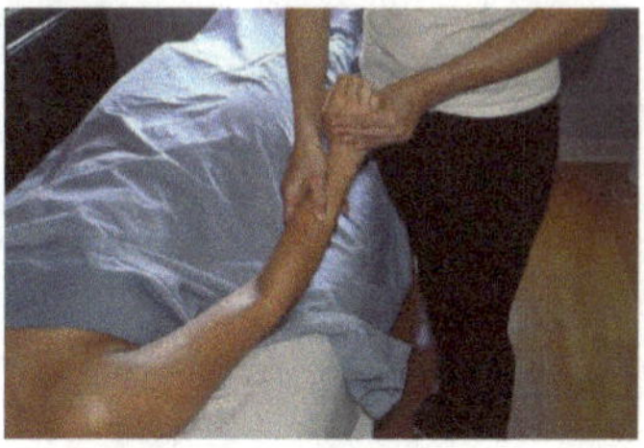

- Frictions circulaires avec le pouce sur l'avant-bras face ventrale

En ramenant la paume du partenaire vers le haut, prenez votre main extérieure et agrippez la main du partenaire. Avec l'autre main, appuyez votre pouce sur la partie charnue du bras, ramenez la main du receveur vers le plafond et faites une ligne de frictions circulaires jusqu'au coude. Une fois au bout, revenez au poignet pour faire une autre ligne à côté de celle que vous venez de faire. Répétez une 3ième et 4ième ligne si besoin selon la possibilité de celle-ci. Figures 97, 98

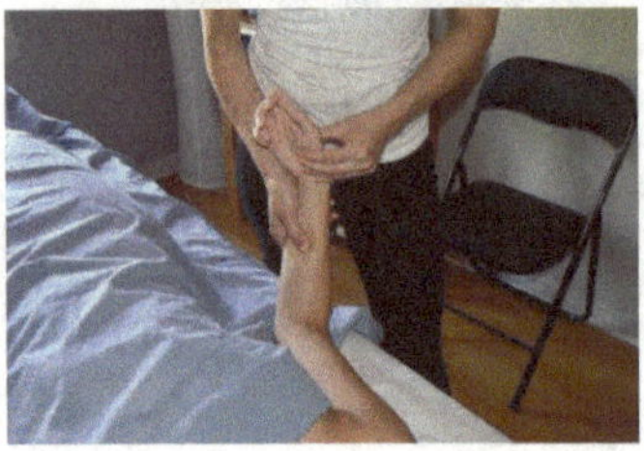

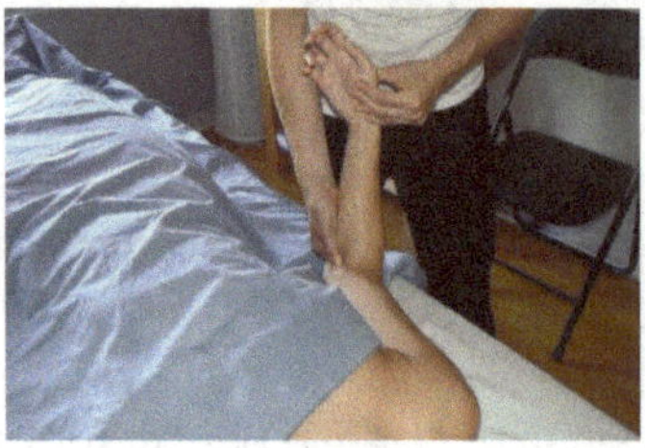

- Pressions glissées avec le poing sur l'avant-bras face ventrale

Tout en restant dans la même position avec la main fléchie du receveur que vous pouvez appuyer contre votre cuisse, faites une pression glissée avec votre poing mou de la base du poignet jusqu'au coude.

- Drainage en tube de l'avant-bras

Toujours dans la même position, entrelacez vos doigts et placez vos mains de façon à entourer le bras du mieux que vous pouvez près du poignet. Effectuez une pression lente vers le coude pour drainer le segment. Effleurez l'avant-bras et effectuez une manœuvre d'effleurage de liaison pour rejoindre le biceps et le triceps.

Figure 99

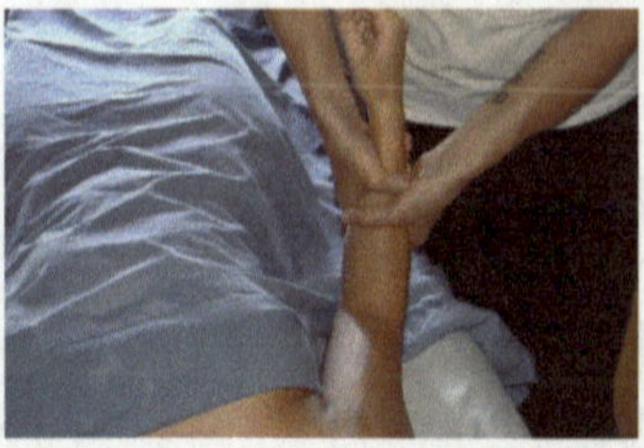

- Pétrissage en cuillère du biceps et du triceps

Tout en maintenant le coude avec la main extérieure, prenez votre autre main pour agripper le biceps entre votre pouce et vos doigts tout près du coude. Par un mouvement circulaire et simultané, déplacez-vous lentement vers l'épaule et revenez vers le coude. Vous pouvez répéter la technique 2 à 3 fois. Figure 100

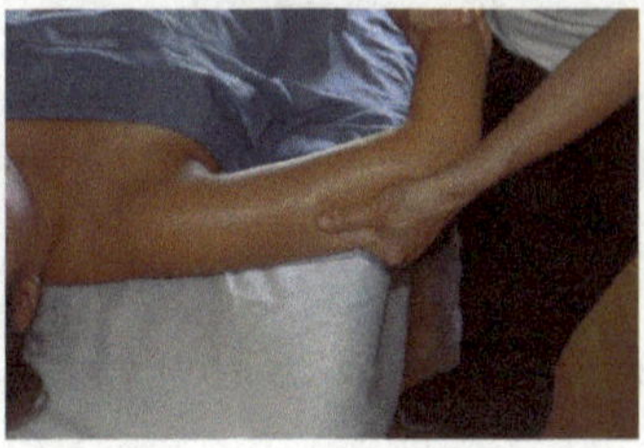

Changez vos mains pour prendre l'intérieur du bras avec la main intérieure pour pouvoir faire le pétrissage avec la main extérieure. Répétez la manœuvre sur le triceps. Figure 101

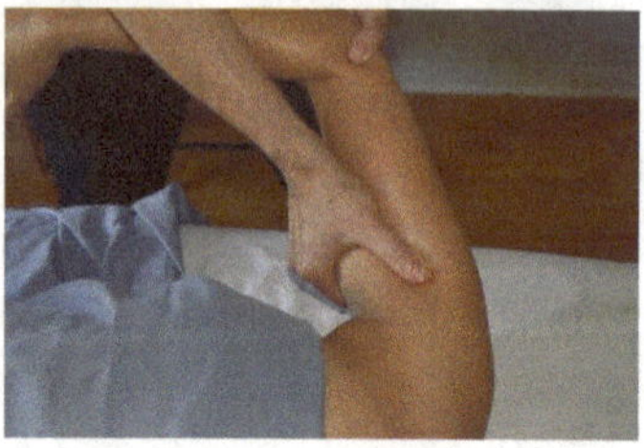

- Drainage du biceps et du triceps

Gardez la même position qu'à la fin du massage du triceps pour faire une pression glissée avec la main pleine pour drainer vers l'épaule. Ensuite, changez vos mains pour refaire la même technique sur le biceps. Complétez par un effleurage final sur le bras au complet. Figures 102, 103

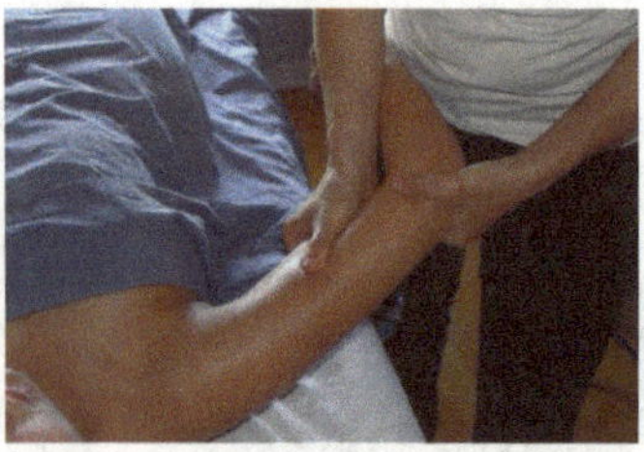

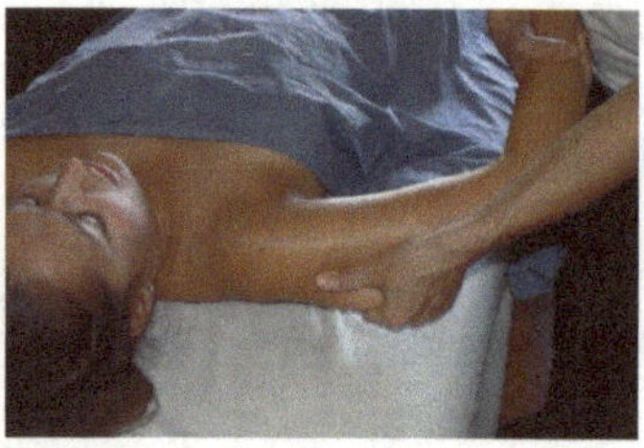

Répétez les manœuvres sur l'autre bras. Ceci complète le massage pour les bras.

<u>Partie 4 : Massage pour la poitrine, le cou et la tête</u>

<u>Poitrine</u>

-Manœuvre hot !

Vous pouvez omettre de mettre une serviette sur la poitrine de votre partenaire féminine. C'était seulement pour la photo ou les ateliers en privés. Descendez le drap juste en dessous du nombril. Mettre un peu d'huile dans le creux de votre main et frottez vos mains ensembles. Mettre une de vos mains légèrement la ligne des seins et joignez l'autre par-dessus. Glissez les mains vers vous et ouvrez-les pour les avoir à plat sur la poitrine, juste au-dessus de la ligne mammaire et pressez vers les épaules pour ouvrir la poitrine. Ensuite, longez les flancs à mains pleines de chaque côté du corps en glissant vos doigts dans le dos et en remontant vers le nombril. Si vous n'avez pas la serviette, vous pouvez faire cette manœuvre en continue. Figures 104, 105, 106

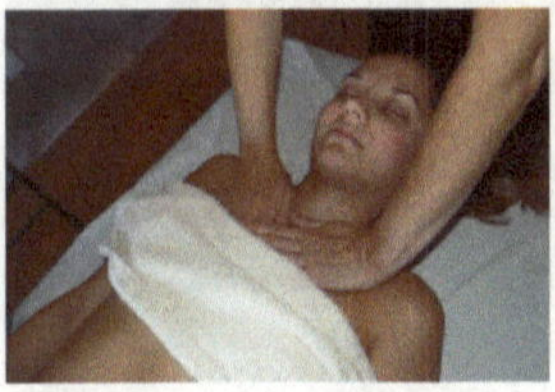
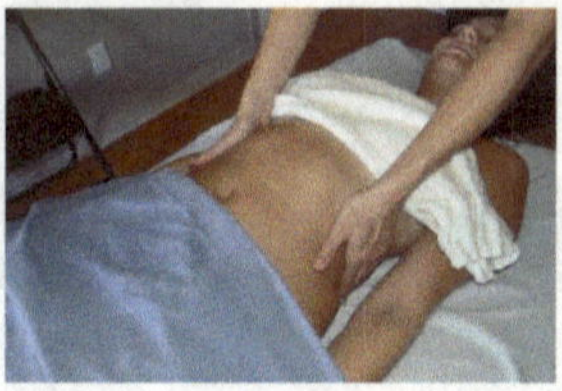
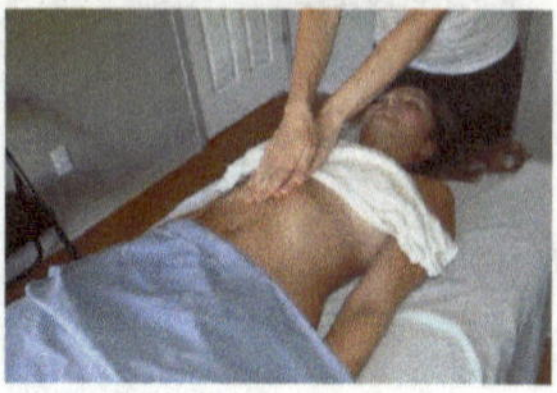

Répétez cette technique encore 2 ou 3 fois et lors du dernier tour, au lieu de longer les côtes, faites une pression glissée à main pleine sur les bras jusqu'aux doigts. Recouvrir le receveur.

Ceci complète les manœuvres pour la poitrine.

Tête et cou

- Effleurage du cou et des épaules

Prenez le cou avec une main et basculez la tête de côté pour exposer la nuque du côté de la main libre. Avec cette main, appuyez doucement la paume sur le cou et glissez-la vers l'épaule en tournant les doigts vers l'extérieur en arrivant à l'extrémité. (Figures 107, 108) Répétez cette technique encore 2 fois et à la 3ième, laissez la main juste au-dessus de l'os pour exercer une légère pression en direction des pieds. (Figure 109) Complétez avec un massage de tête avec une main pleine et ferme sur le cuir chevelu. Vous pouvez prendre les cheveux près de la racine et faire une légère traction pour décoller le cuir chevelu du crâne. (Figure 110)

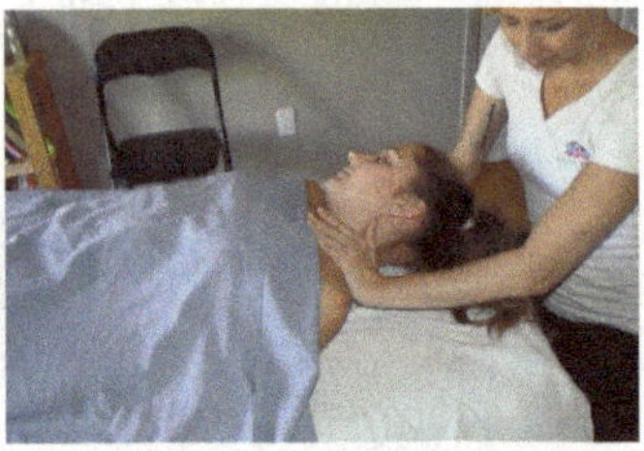

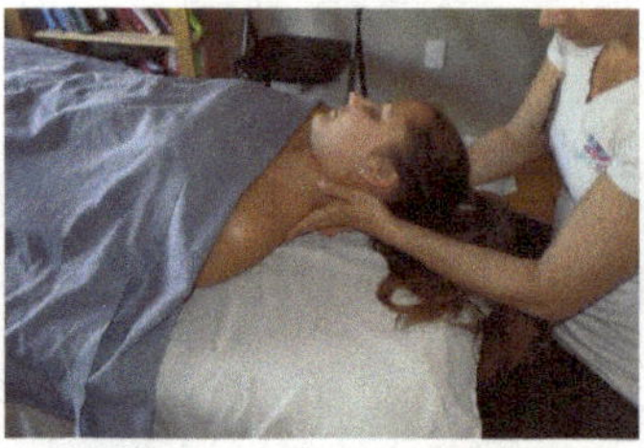

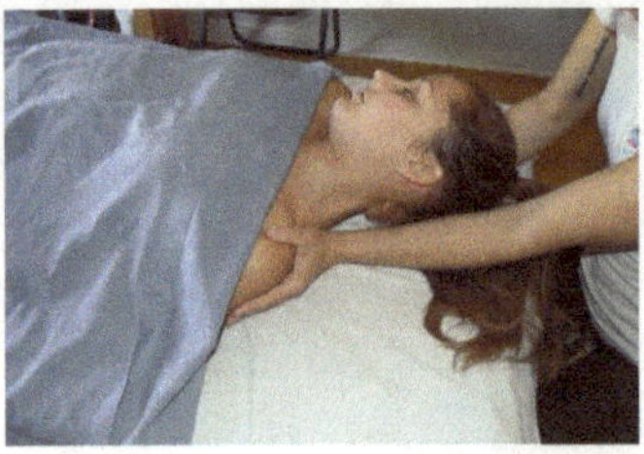

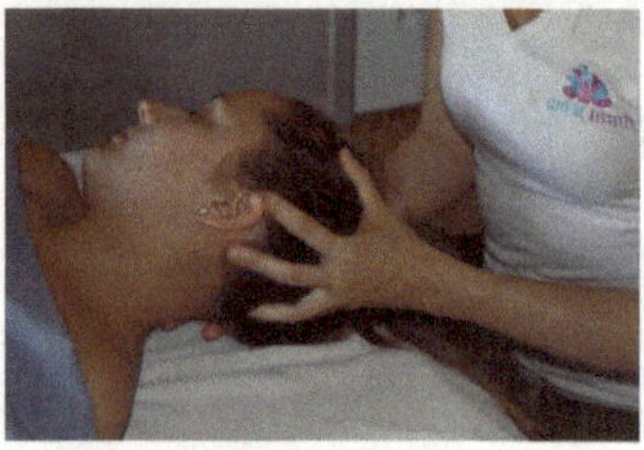

- Frictions circulaires à la base de la nuque

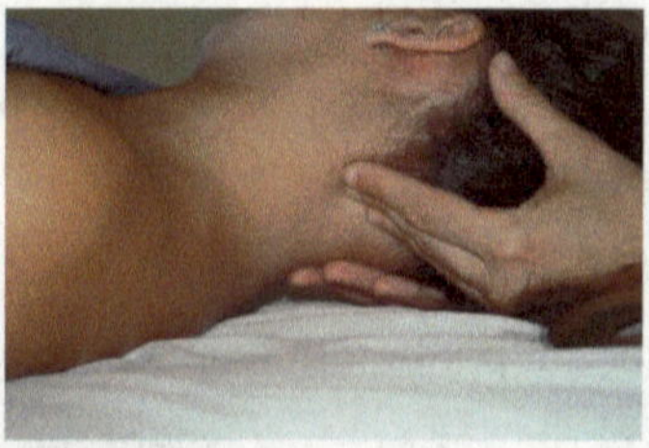

Remontez tranquillement à la base de la nuque et frictionnez la base de la colonne vers la mâchoire avec de petits mouvements circulaires. Figure 111

- Pressions fixes sur les muscles de la clavicule

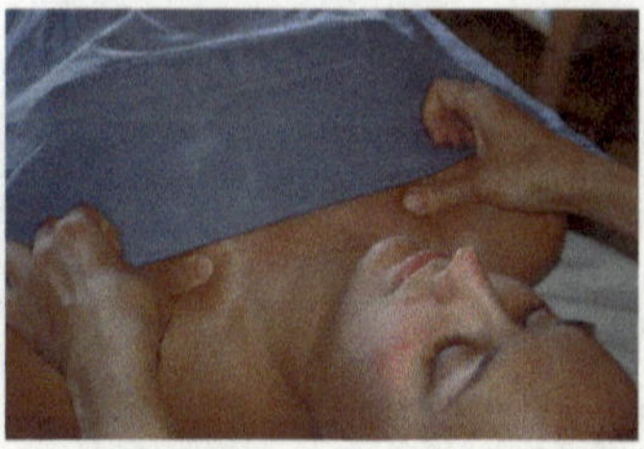

Appuyez votre pouce dans le même sens que la clavicule et poussez légèrement vers le bas pour décoller le muscle de la paroi osseuse. Répétez les manœuvres lentement en vous dirigeant vers l'épaule. Figure 112

Répétez l'effleurage du cou et des épaules ainsi que les pressions fixes sur les muscles de la clavicule en tournant la tête de l'autre côté. Vous pouvez essuyer votre surplus d'huile soit avec une serviette ou du gel désinfectant pour les mains.

Visage

- Effleurage du visage

Effectuez un effleurage léger du visage avec le bout des doigts en commençant par la mâchoire, puis au niveau du nez et en finissant par le front. Figure 113

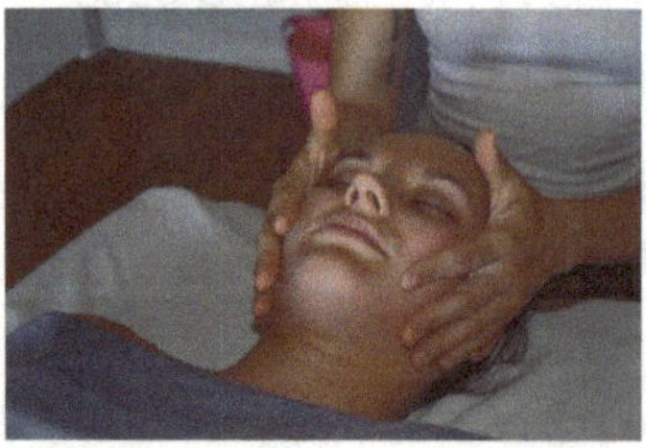

- Pressions glissées avec les pouces

À partir du centre du front, faites 3 lignes pour aller rejoindre les tempes :

1- Glissez les pouces vers l'extérieur en longeant la lisière des cheveux; Figure 114

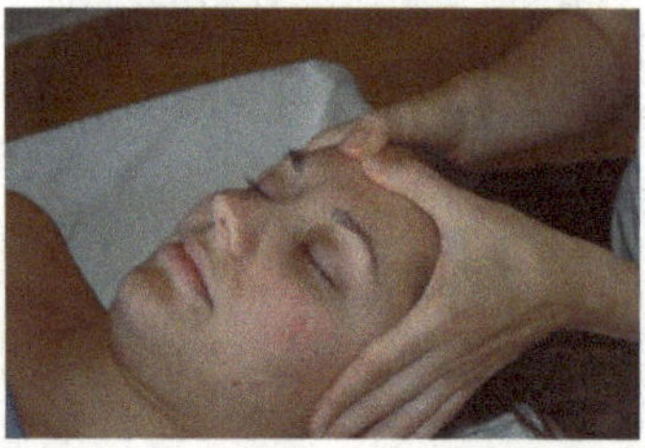

2- Faites une ligne du centre du front;

3- Tracer une ligne au niveau des sourcils. Figure 115

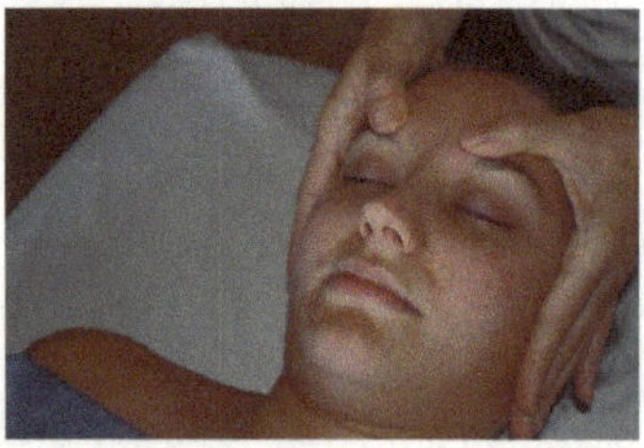

4- Partez de la racine du nez et faites 2 lignes :

A- En suivant l'orbite inférieur des yeux; Figure 116

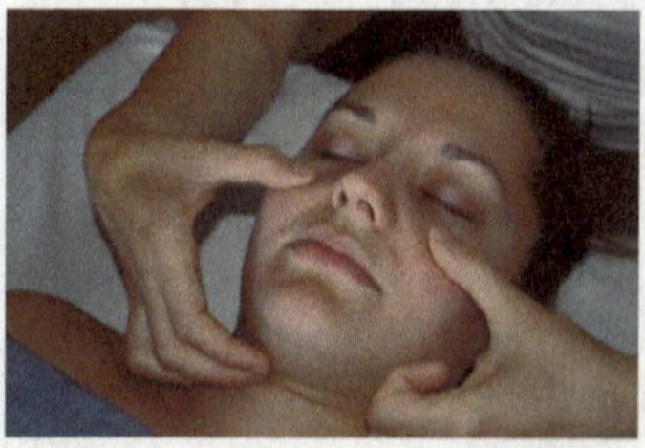

B- En traçant une ligne sous les joues. Figure 117

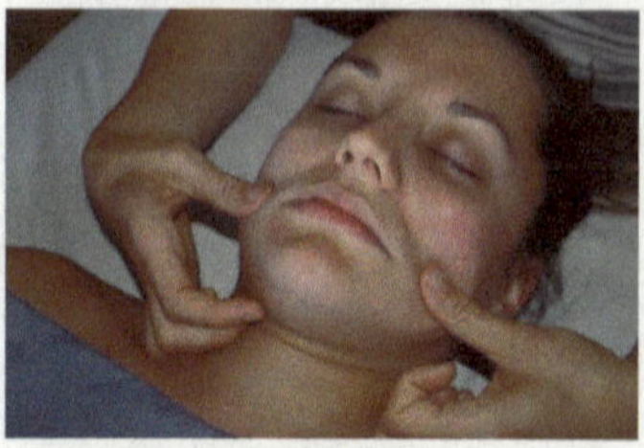

5- Partez du milieu de la lèvre supérieure et allez rejoindre la jonction de la mâchoire. Frictionner. Ensuite, remontez jusqu'aux tempes. Figure 118

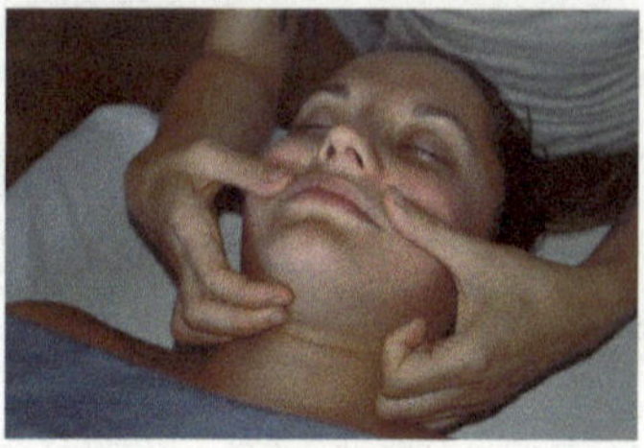

6- Refaites le même trajet pour la ligne sous la lèvre inférieure. Figure 119

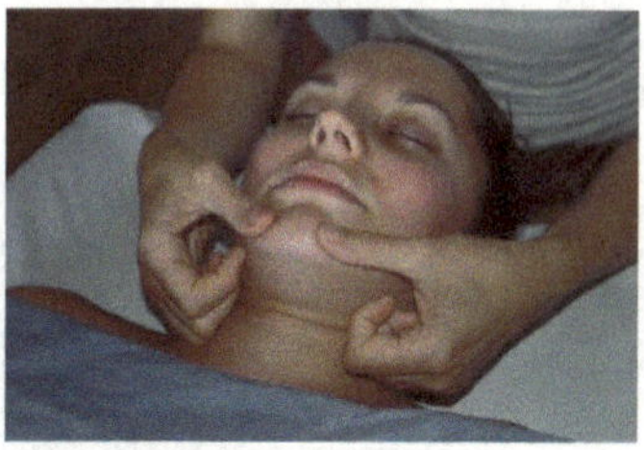

7-Terminez avec un léger effleurage du visage du bout des doigts. Figure 120

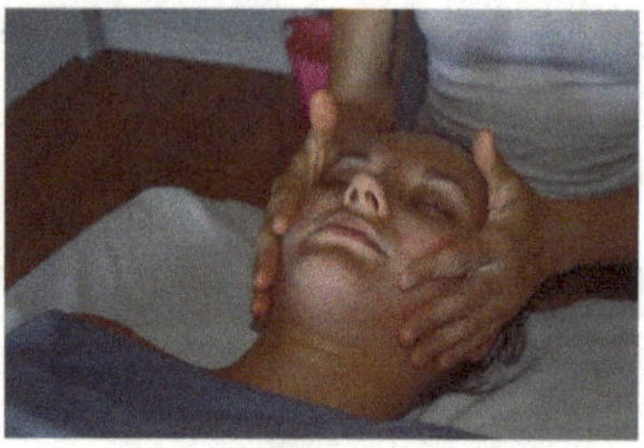

Ceci complète le massage de la face antérieure du corps, et achève ainsi le massage complet du corps.

Un petit mot sur la douleur

La douleur est une expérience commune que nous avons en commun avec les animaux. Elle a pour fonction de nous avertir d'une lésion tissulaire possible ou présente et il est difficile d'en apprécier sa valeur quand nous en sommes victimes.

Nous la percevons avec l'aide des récepteurs qui ont des terminaisons nerveuses dispersées par millions dans tous nos tissus et nos organes à l'exception de l'encéphale. Ils réagissent aux stimuli nocifs, c'est-à-dire qui peuvent endommager les tissus. Quels que soient le siège des lésions, les cellules endommagées libèrent des substances inflammatoires qui vont se collés aux récepteurs de la douleur. Aussi, les cellules endommagées libèrent aussi de l'énergie dans le sang et stimulent aussi les récepteurs qui se traduisent en signaux douloureux. « Étant donné que les influx de la douleur viscérale et somatique emprunte le même chemin de la moelle épinière, le cortex cérébral peut les confondre. » (Anatomie et physiologie humaines, Elaine Marieb, p.464) Nous rencontrons alors un phénomène de douleur projetée autrement dit, nous croyons avoir mal à un endroit et lorsqu'on le traite, la région douloureuse première refait surface. C'est la même chose avec les organes. Une mauvaise digestion ou même de la constipation amène souvent un bas du dos douloureux.

Le seuil de la douleur est la même chez tous les êtres humains. Nous la percevons à partir de la même intensité de stimulus par exemple, une chaleur à 44 degrés Celsius. Par contre, notre tolérance à la douleur varie d'un individu à un autre et elle est influencée par des facteurs culturels (un homme, c'est fort et ça ne pleure pas, …) et psychologiques (chez une victime, si je démontre que j'ai mal, il frappera plus fort). La tolérance à la douleur semble d'augmenter avec l'âge avec l'adage qu'il est normal de souffrir en vieillissant. Aussi, l'état mental et les émotions ont un effet sur sa tolérance. Lorsque nous sommes fatigués, épuisés ou en dépression, on dit souvent que « les petits bobos ressortent ». Ces douleurs occultées que nous n'avions pas conscience lorsque nous sommes dans le feu de l'action.

Et pour les douleurs chroniques? Le corps tente de rester dans un état d'équilibre malgré la lésion qui envoie des messages persistants de douleur aux influx nerveux dans la moelle épinière. Le corps s'adaptera tranquillement, et malgré lui, à son nouvel état. Il existe plusieurs techniques pour moduler cette douleur. Il y a le TENS qui agira en électrostimulation pour un soulagement plus ou moins durable de la douleur en nous faisant sécréter des opiacés naturels comme l'endorphine pour diminuer la perception de la douleur. Il y a la médication sous forme d'analgésiques ou encore les massages qui sont efficaces tout dépendamment si votre organisme le permet en fonction du temps que vous avez attendu et de la fréquence que vous vous faites masser. La personne qui se fait masser régulièrement, aux 4 à 6 semaines que je suggère, aura moins de chance de se blesser et elle sera soulagée plus rapidement que celle qui viendra 1 fois par année pour se faire traiter une épaule endolorie.

Il y a une citation qui me touche avec mon métier :

Notre corps communique avec nous clairement et spécifiquement si on veut bien l'écouter.

- Shakti Gavain

Massage pour couple de 60 minutes (résumé)

Partie 1 : Massage pour le dos

Effleurage général du dos

Effleurage d'un côté en 8

Effleurage spécifique de l'épaule

* Trapèze

Pétrissage du trapèze inférieur

Effleurage du trapèze moyen

Effleurage du trapèze supérieur

Frictions alternées du trapèze supérieur

Pressions glissées du trapèze supérieur

Pressions fixes sur le bord de la scapula

Drainage du trapèze

Grand dorsal et fessiers

Peignes sur le grand dorsal

Étirement du bas du dos

Rouleau sur le grand fessier avec l'avant-bras

Pressions fixes sur le grand fessier

Étirement du côté du dos travaillé

Spinaux

Pressions glissées sur les spinaux

Cou

Pétrissage sur la largeur du cou

Pétrissage en cuillère sur la longueur du cou

Partie 2 : Massage pour les jambes

Face postérieure des jambes

Effleurage général de la jambe

Effleurage de la cuisse

Frictions alternées de la bandelette ilio-tibiale et des adducteurs

Peignes sur les adducteurs

Pressions glissées avec main pleine sur la bandelette

Pressions glissées sur les ischio-jambiers

Drainage de la cuisse

Mollet

Pétrissage avec paumes du mollet

Drainage en tube du mollet

Pieds

Effleurage du pied

Compression du talon

Pétrissage du pied

Pressions fixes sur la plante du pied (les soleils)

Drainage de la jambe

Face antérieure des jambes

Effleurage général de la jambe

Pieds

Effleurage modifié du pied

Pressions fixes sur la plante du pied (les soleils)

Écarter les métatarses (KitKat)

Effleurage

Jambe

Pressions fixes sur les muscles de la jambe

Pressions glissées sur les muscles de la jambe

Drainage de la jambe

Cuisse

Effleurage de la cuisse

Pétrissage avec les paumes

Pétrissage du droit de la cuisse

Pressions glissées sur le vaste latéral

Drainage de la cuisse

Partie 3 : Massage pour les bras

Effleurage général du bras

Mains

Pressions fixes pour ouvrir la main

Pressions fixes sur la paume de la main (les soleils)

Écarter les métacarpes (KitKat)

Frictions circulaires sur le poignet

Effleurage

Avant-bras

Pressions fixes avec le pouce sur l'avant-bras face dorsale

Frictions circulaires avec le pouce sur l'avant-bras face ventrale

Pressions glissées avec le poing sur l'avant-bras face ventrale

Drainage en tube de l'avant-bras

Pétrissage en cuillère du biceps et du triceps

Drainage du biceps et du triceps

Partie 4 : Massage pour la poitrine, le cou et la tête

Poitrine

Manœuvre hot !

Tête et cou

Effleurage du cou et des épaules

Pressions glissées avec les doigts sur le cou et massage de tête

Pressions fixes sur les muscles de la clavicule

Visage

Effleurage du visage

Pressions glissées avec les pouces

Je vous remercie pour votre achat et d'avoir misé sur votre vie de couple. En même temps, l'univers du massage apporte un bien-être au niveau physique, émotionnel et mental. Pratiquez-vous aussi souvent que vous le pouvez.

Je souhaite que la tendresse reste présente dans votre couple encore longtemps.

GENEVIÈVE BESSETTE
massothérapie
suédois thérapeutique • yoga thaïlandais

Geneviève Bessette Massothérapeute

Massothérapeute spécialisée en massage suédois thérapeutique et yoga thaïlandais

514-206-5355

Centre Santé Coaching

1436 boul Curé Labelle suite 206, Blainville, J7C 2P2

www.Genevievemasso.ca

www.facebook.com/GenvieveBessetteMassotherapeute

YouTube : Geneviève Bessette Massothérapeute

Crédit photos : Carol-Anne Demontigny

FSC
www.fsc.org
MIX
Papier | Fördert gute Waldnutzung
FSC® C083411

Kolibri 360 GmbH
Ferdinand-Jühlke-Straße 7
99095 Erfurt, Deutschland
produktsicherheit@kolibri360.de

Druck:
CPI Druckdienstleistungen GmbH
im Auftrag der
Kolibri 360 GmbH
Ferdinand-Jühlke-Str. 7
99095 Erfurt